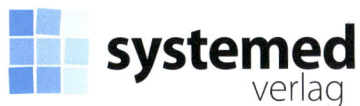

Dr. Bruce Fife

Stopp Alzheimer!
Praxisbuch

Inhalt

Gibt es ein Mittel gegen Alzheimer?	6
Die kohlenhydratarme Therapie	7
Die kohlenhydratarme Diät	9
Die Anti-Alzheimer-Strategie	30
Die Grundschritte	30
Grundlegendes zur Ernährung	34
Bevor Sie mit dem Programm beginnen	36
Blutanalyse – Referenzwerte	39
Die Induktionsdiät	43
Was Sie erwarten dürfen	45
Fortschritte bewerten	47
Fortlaufende Unterstützung	49
Rezepte	50
Die tägliche Dosis Kokosöl	50
Kohlenhydratarme Salatdressings	52
Mayonnaise	53
Kokosmayonnaise	53
Essig-Kokosöl-Dressing	54
Einfaches Essigdressing	54
Dressing mit gerösteten Mandeln	55
Vinaigrette	55
Knoblauchvinaigrette	56
Spanische Vinaigrette	56
Kräuteressig	56
Dressing mit frischen Kräutern	57
Knoblauch-Kräuter-Dressing	57
Buttermilchdressing	58
Sauerrahmdressing	58
Blauschimmelkäsedressing	58
Erdbeerpesto*	59
Saucen	60
Sauce Tartar	60
Sahne-Käse-Sauce	60
Garnelen-Käse-Sauce	61
Tex-Mex-Käsesauce	61
Peperoni-Käse-Sauce	61
Weiße Sauce	61
Weiße Fischsauce	62
Bratwurst-Sahne-Sauce	62
Hühner-Sahne-Sauce	63
Currysauce	63
Gerichte für Frühstück, Mittag- und Abendessen	64
Ziegenkäse auf Zucchinicarpaccio mit Basilikum-Tomaten-Pesto*	66
Einfaches Omelett	67
Käseomelett	67
Jakobsmuscheln im Zucchini-Schinken-Mantel*	68
Omelett mit Wurst, Pilzen und Tomaten	70
Zwiebelfrittata	71
Calamares mit mediterraner Füllung*	72
Schinken-Tomaten-Frittata	74

Einfaches Soufflé 75
Gambas in scharfer Sauce* 76
Ricottaklößchen mit Spinat* 78
Käsesoufflé 79
Eier Foo Young 80
Spiegelei mit Schinken und weißer Sauce 80
Gefüllte Eier 81
Lachssteak mit Mangoldgewürzbutter* 82
Mediterranes Gemüse* 84
Zucchinivergnügen 86
Bratwurst und Kohl 86
Fleisch-Käse-Röllchen 87
Schweinekoteletts und grüne Bohnen 87
Süßscharfe Kürbis-Avocado-Spieße* 88
Hamburgerbratling mit Pilzen und Zwiebeln 90
Hähnchen mit Brokkoli 90
Lammkoteletts und Spargel 91
Hähnchen-Gemüse-Pfanne* 91
Hamburger im Salatblatt* 92
Gefüllte Paprikaschoten 94
Seezungenfilet in Kokosmilch* 94
Grilltomate gefüllt mit Fetacreme* 95
Fenchel-Grapefruit-Salat* 96
Papaya-Gurken-Salat mit Kokosraspeln* 97
Mediterrane Rippchen* 98

Kohlenhydrattabellen 100
5 Gramm Kohlenhydrate stecken in 117

Mental-Status-Test 118

* die mit Sternchen gekennzeichneten Rezepte stammen aus dem Fundus des Verlags

Einschübe in eckigen Klammern sind Ergänzungen, Auslassungen und Erläuterungen des sys-temed Verlages/-Lektorats, um Fachbegriffe verständlicher zu machen und die Inhalte dieses Buches an die Gegebenheiten in Deutschland anzupassen.

Gibt es ein Mittel gegen Alzheimer?

Alzheimer ist eine erschreckende Krankheit, die Menschen nicht nur ihrer Erinnerungen beraubt, sondern auch ihrer Fähigkeit zu denken, zu argumentieren, für sich zu sorgen und in der Gesellschaft zu funktionieren. Es ist eine Krankheit, die auf niemanden Rücksicht nimmt, die Reiche und Arme trifft, Gebildete und Ungebildete, Prominente und Nichtprominente. Alle sind gleich. […] Der Lebensabend ist für Millionen von Menschen zu einem beschwerlichen, kraftraubenden Weg durch die Dunkelheit geworden. Es gibt keine Heilung, und die derzeitigen Behandlungen haben nur die Hoffnung zu bieten, die Krankheit zu verlangsamen. Die medikamentöse Therapie ist gegenwärtig die einzige gemeinhin verfügbare Option. […] Zu den Nebenwirkungen gehören Übelkeit, Erbrechen, Durchfall, Kopfschmerzen, Schlaflosigkeit, generalisierte Schmerzen sowie Schwindelgefühle, und weniger häufig kann es auch zu Muskelkrämpfen, Müdigkeit, Depression, Arthritis, Verfärbung der Haut und Ohnmachtsanfällen kommen. […]

Sie dürfen jedoch Mut schöpfen! Wenn Sie einen Freund oder einen geliebten Menschen haben, der geradewegs auf die Alzheimerkrankheit zusteuert, oder wenn Sie sich selbst davor schützen möchten, diese verheerende Krankheit jemals zu entwickeln, dann gibt es Hoffnung! Sie brauchen keine Medikamente zu nehmen oder sich riskanten Gehirnoperationen unterziehen. Bei der Lösung geht es um Ernährung und bestimmte, das Gehirn unterstützende medizinisch wirkende Lebensmittel, die dem Krankheitsverlauf Einhalt gebieten und in den meisten Fällen erhebliche Besserungen bewirken können. Und das ist etwas, was bisher noch kein Medikament und keine Therapie zu erreichen vermochte.

Viele Alzheimerpatienten nutzen dieses Programm derzeit mit phänomenalem Erfolg.

»Es ist, als ob ein Licht in meinem Kopf eingeschaltet worden wäre.«
»Ich fühle mich wie ein anderer Mensch.«
»Ich habe mein Leben wieder zurück bekommen.«

Dies sind einige der Aussagen, die Menschen nach dem Programm gemacht haben, das in diesem Buch beschrieben wird. Diese Menschen gewinnen verlorene geistige Fähigkeiten und ihr Gedächtnis zurück, sie erleben, wie sich ihre soziale Kompetenz verbessert, ihre Interaktion mit anderen zunimmt, sich ihre Fähigkeit verbessert, Gespräche zu führen, sie ihren Sinn für Humor wiederfinden, wie sie ihren Lieblingsbeschäftigungen wieder nachgehen und das Leben wieder genießen. […]

Die kohlenhydratarme Therapie

[Die Alzheimerkrankheit gilt als die häufigste Form von Demenz. Sie ist jedoch nur ein Beispiel für eine Reihe von Erkrankungen, die das Gehirn auf Dauer zerstören können. Da vor allem die Neuronen geschädigt werden, jene Hirnzellen, die für die Weiterleitung von Nervensignalen zuständig sind, spricht man auch von neurodegenerativen, also nervenzellschädigenden Erkrankungen. Sie können sich zwar unterschiedlich äußern, zeigen jedoch auch viele Gemeinsamkeiten.] Bei neurodegenerativen Störungen ist die Fähigkeit des Gehirns, Zucker zu verstoffwechseln und Energie zu gewinnen, gestört. Ketone sind der Schlüssel, um diesen Defekt zu umgehen, die Energieversorgung aufrechtzuerhalten und die Gehirnfunktion zu normalisieren. [Ketone – oder Ketonkörper – sind alternative »Treibstoffe«, die von der Leber aus Fettbausteinen gebildet und den Gerhinzellen zur Verfügung gestellt werden. Bestimmte Fettbausteine aus Kokosöl, die so genannten mittelkettigen Triglyzeride (oder MCTs, vom englischen Medium Chain Triglycerides) werden bevorzugt in Ketone umgewandelt. Eine Ernährungsweise, die die Ketonbildung besonders fördert, nennt man eine ketogene Diät.] Die ketogene Therapie, sei es in Form einer ketogenen Diät, der Gabe bestimmter Fette, der sogenannten mittelkettigen Triglyzeride (MCTs) oder der Gabe von Ketone produzierenden Medikamenten, zielt darauf ab, das Gehirn mit dem nötigen Brennstoff zu versorgen, um eine normale, gesunde Funktion zu erreichen und aufrechtzuerhalten.

Vor diesem Hintergrund meinten einige Forscher, je höher der Ketonspiegel im Blut sei, desto besser. Es wird geforscht, um Medikamente zu entwickeln, die den Ketonspiegel zehnmal mehr erhöhen können, als es durch den Verzehr von Kokosnuss oder spezieller MCT-Öle möglich ist. Während ein gewisser Ketonspiegel notwendig ist, um das Gehirn mit der notwendigen Energie zu versorgen, hat sich ein hoher Ketonspiegel im Blut nicht als wirksamer erwiesen. Die Idee, wonach »mehr besser ist«, stimmt nicht unbedingt, wenn es um Ketone geht. […]

Wir haben immer messbare Konzentrationen von Ketonen in unserem Blut und Urin, unabhängig von unserer Ernährung. Die Konzentration von Beta-Hydroxybutyrat (BHB), dem wichtigsten Ketonkörper, liegt in der Regel bei 0,1 mmol/l (Millimol pro Liter). Beim Hungern oder bei längerem Fasten erhöht sich der BHB-Spiegel auf 2 bis 7 mmol/l. […] Therapeutische Ketonspiegel, die wirksam bei der Behandlung der Alzheimerkrankheit sind, können mit einem BHB-Spiegel im Blut von weniger als 0,5 mmol/l erreicht werden. Dieser Wert ist mit zwei Esslöffeln Kokosöl leicht zu erzielen. Blutketonspiegel auf etwa diesem Niveau haben sich als genauso effektiv erwiesen wie jene vielfach höheren, die in der Regel mit einer ketogenen Diät erreicht werden. Hohe Ketonspiegel sind nicht notwendig. Sie können es sich vorstellen wie beim Auftanken Ihres Wagens. Der Tank kann bis oben hin gefüllt sein, aber der Motor kann immer nur ein wenig verbrennen. Die Menge Benzin, die im Tank ist, hat keine Auswirkungen auf die Geschwindigkeit, in der der Motor das Benzin verbrennen kann. Solange genug Benzin da ist, um den Motor am Laufen zu halten, spielt es keine Rolle, wie voll der Tank ist. Das Gleiche gilt für die Ketone. Den Körper mit mehr Ketonen vollzupumpen als er braucht, hat keinen zusätzlichen Nutzen. Überschüssige Ketone werden nicht gespeichert wie das Benzin im Tank oder wie Glukose (die als Glykogen oder Fett gespeichert wird). Ketone haben eine kurze Lebensdauer im Blut. Werden sie nicht innerhalb weniger Minuten genutzt, spült sie der Körper mit dem Urin aus. Gelangen sehr viele Ketone ins Blut, werden sie vom Körper beseitigt, und sie bewirken absolut nichts Gutes.

[…] Der Blutzuckerspiegel hat offensichtlich ebenfalls Einfluss auf die Gehirnfunktion. Eine ketogene Therapie allein ist nicht die ganze Antwort. Den Blutzuckerspiegel zu kontrollieren, ist von ebenso entscheidender Bedeutung. Während ein übermäßig hoher Ketonspiegel nicht nötig ist, sollte doch während des Tages und in der Nacht konstant ein therapeutischer Spiegel aufrechterhalten werden. Medikamente oder Ergänzungen, die den Ketonspiegel in die Höhe schnellen lassen, halten nur wenige Stunden und müssen immer wieder neu genommen werden. Tagsüber ist das kein großes Problem, aber nachts kann es das durchaus sein. Nachts sinkt der Ketonspiegel und ist am Morgen gleich null. Die ketogene Therapie verhindert während des Tages, dass das Gehirn stirbt, aber wenn die Ketone dann erschöpft sind, hungert das Gehirn, und das Sterben und die Degeneration werden fortgesetzt. Es ist in etwa so, als könnte man tagsüber

16 Stunden atmen und nachts wird einem dann acht Stunden lang der Sauerstoff vorenthalten. Solange wir Sauerstoff haben, leben wir und zwar gut. Nimmt man uns aber den Sauerstoff weg, dann ersticken wir langsam und sterben. Wir brauchen Sauerstoff 24 Stunden am Tag, nicht nur 16. Das Gleiche gilt für das Gehirn. Es braucht Energie, Ketone, 24 Stunden am Tag. Eine ketogene Therapie, die nur einige Stunden am Tag vorhält, mag das Fortschreiten der Krankheit verlangsamen und mag auch eine gewisse Verbesserung erzielen, aber solange Ketone nicht Tag und Nacht vorhanden sind, wird das Gehirn allmählich degenerieren. Kokosöl ist besser als die derzeitigen Ketonmedikamente oder als MCT-Öle, da es über einen wesentlich längeren Zeitraum, bis zu acht Stunden, Ketone produziert. Wird das Kokosöl kurz vor dem Zubettgehen genommen, bleibt der Ketonspiegel während der ganzen Nacht erhöht. Ein Nachteil dabei ist, dass Kokosöl auch den Stoffwechsel anregt. Nach der Einnahme kann so viel Energie vorhanden sein, dass das Einschlafen schwer fällt. Die Lösung für dieses Problem ist, die ketogene Therapie mit einer kohlenhydratarmen, ketogenen Diät zu kombinieren. Die Diät ermöglicht es dem Körper, kontinuierlich, 24 Stunden am Tag, Ketone zu produzieren. Selbst eine leichte ketogene Diät kann, wenn sie mit Kokosöl kombiniert wird, einen therapeutischen Ketonspiegel aufrechterhalten. Kokosöl wird nur zu den Mahlzeiten genommen, das heißt, dass der Schlaf dadurch nicht beeinträchtigt wird. Dem Gehirn wird nie die Energie vorenthalten, die es braucht. Die Heilung wird Tag und Nacht fortgesetzt.

Die kohlenhydratarme Diät

Eine Insulinresistenz [das Unwirksamwerden des Hormons Insulin] scheint bei allen Formen der Neurodegeneration ein verbreitetes Problem zu sein. Alle wesentlichen neurodegenerativen Krankheiten verbessern sich, wenn der Blutzuckerwert unter Kontrolle gebracht wird. Somit ist die Blutzuckerkontrolle bei der Behandlung der Alzheimerkrankheit und ähnlicher Erkrankungen von entscheidender Bedeutung.

Ein übermäßiger Verzehr kohlenhydratreicher Nahrungsmittel ist der Kern des Problems. Kohlenhydrate erhöhen den Blutglukosespiegel. Insulin wird in die Blutbahn gepumpt, um die Glukose aus dem Blut in die Zellen zu transportieren. Bei einem hohen Konsum an Kohlenhydraten ist auch der Blutzuckerspiegel hoch – und der Insulinspiegel. Zellen, die über längere

Zeiträume einem hohen Insulinspiegel ausgesetzt sind, werden gegenüber der Wirkung des Insulins desensibilisiert. Das heißt, sie werden insulinresistent. Dies bedeutet, dass die Glukose nicht mehr gut in die Zellen gelangen kann und lange im Blut bleibt. Die Folge ist, dass mehr Insulin freigesetzt wird, um die Glukose aus dem Blut zu entfernen, somit steigt der Insulinspiegel. Steigt der Insulinspiegel, werden die Zellen insulinresistenter. Damit wird ein Teufelskreis in Gang gesetzt, der die Insulinresistenz immer weiter vorantreibt.

Eine Insulinresistenz hat negative Auswirkungen auf die Fähigkeit des Gehirns, Glukose zu verwerten [...] und fördert die Zelldegeneration im Gehirn. Aus diesem Grund wird Alzheimer auch als Typ-3-Diabetes bezeichnet. Das Gehirn einfach mit Ketonen zu füttern, löst dieses Problem jedoch nicht. Eine ketogene Therapie ist nur eine Teillösung, die eine vorübergehende Linderung bringt, ohne jedoch das grundlegende Problem anzugehen, die Insulinresistenz.

Die Kontrolle des Blutzuckerspiegels ist der einzige Weg, eine Insulinresistenz zu kompensieren. Dies lässt sich durch eine Beschränkung der Kohlenhydratmenge im Essen erreichen. Vor der Entdeckung des Insulins in den 1920er-Jahren wurde eine kohlenhydratarme Diät, die zu 75 Prozent aus Fett, zu 17 Prozent aus Eiweiß und zu 8 Prozent aus Kohlenhydraten bestand, erfolgreich zur Behandlung von Diabetes genutzt. Das Problem bei dieser wie auch bei der klassischen ketogenen Diät (90 Prozent Fett, 8 Prozent Eiweiß und 2 Prozent Kohlenhydrate) ist, dass es für die meisten Menschen zu schwierig ist, sich über längere Zeit daran zu halten. Glücklicherweise ist eine derart strenge Diät nicht notwendig, um den Verzehr an Kohlenhydraten einzuschränken oder den Ketonspiegel zu erhöhen. Die Atkins- oder kohlenhydratarme Diät hat gezeigt, dass sie ein ähnliches Maß an Schutz bietet, bei weitaus größerer Vielfalt an Nahrungsmitteln und einem höheren, wenn auch eingeschränkten Verzehr an Kohlenhydraten. Bei der in diesem Buch vorgeschlagenen Diät handelt es sich um eine modifizierte Form der Atkins-Diät, kombiniert mit der ketonproduzierenden, gehirnschützenden Wirkung mittelkettiger Triglyzeride (MCTs) aus Kokosöl. Dieses Ernährungsprogramm liefert genug Ketone, um das Gehirn mit dem Brennstoff zu versorgen, den es benötigt, um ordnungsgemäß zu funktionieren. Darüber hinaus verbessert es die Insulinsensitivität, normalisiert die Stoffwechselwerte, neutralisiert Nervengifte, beruhigt Entzündungen, stoppt außer Kontrolle geratenen oxidativen Stress [...] und bezwingt schädliche Mikroorganismen. Mit anderen Worten, es beseitigt die grundlegenden Faktoren, die zu Neurodegeneration führen und liefert die Energie und das Baumaterial, die für die Wiederbelebung des Gehirns notwendig sind. Eine ketogene Therapie allein genügt nicht. Den Blutzucker durch einen kohlenhydratarmen Ernährungsplan zu kontrollieren, ist auch notwendig – für eine optimale Verbesserung sogar unerlässlich. Dieses Programm besteht aus drei Ernährungsplänen, die jeweils auf dem Grad der Insulinresistenz des Patienten aufgebaut sind, der durch den Nüchternblutzuckerwert ermittelt wird [siehe Seite 31].

Abhängig von Ihren Nüchternblutzuckerwerten halten Sie sich an eine 25-Gramm-, 50-Gramm- oder 100-Gramm-Diät. Das sind jeweils die Höchstmengen an Kohlenhydraten, die Ihnen für den ganzen Tag erlaubt sind. Sie brauchen keine Kalorien zu zählen, die Menge an Fett oder Eiweiß abzumessen, die Sie essen, oder sich bei dem, was Sie essen, zu beschränken, außer bei Kohlenhydraten. Essen Sie, bis Sie satt sind, aber ohne Völlegefühl. Übermäßig viel zu essen reduziert die Wirksamkeit der Diät. Bis zu 58 Prozent des Eiweißes, das Sie essen, kann in Glukose umgewandelt werden, sodass es auch nicht erstrebenswert ist, übermäßig viel eiweißhaltige Nahrungsmittel zu essen. Da Fett praktisch keine Glukose produziert, können Sie davon so viel essen, wie Sie möchten.

Grundlegende Richtlinien für die kohlenhydratarme Diät

Alle drei genannten kohlenhydratarmen Diäten sind ketogene Diäten, wenn sie mit Kokosöl kombiniert werden. Offensichtlich gilt, je niedriger der Verzehr von Kohlenhydraten, desto größer der ketogene Effekt und desto besser die Blutzuckerkontrolle. Deshalb müssen diejenigen, die das größte Problem mit einer Insulinresistenz und der Blutzuckerkontrolle haben, sich an eine stärker kohlenhydrateingeschränkte Diät halten. Die kohlenhydratarme 25-Gramm-Diät ist die ketogenste von den dreien, sie enthält so wenig Kohlenhydrate, dass sie sogar für die Kontrolle epileptischer Anfälle genutzt werden kann. Die kohlenhydratarme Diät vollbringt viele Dinge. Zusätzlich zu den genannten Vorteilen wird diese Diät Ihren Körper auch darauf konditionieren, Fett anstelle von Zucker zu verbrennen. Zudem wird sie zerstörerische Essgewohnheiten verändern, eine unkontrollierbare Esssucht stoppen, mit Abhängigkeiten von Zucker, Limonade, Koffein, Weißbrot, Alkohol und anderem Junkfood brechen, Ihnen erlauben, ohne Schuldgefühle vollfette und vollmundige Nahrungsmittel zu genießen, Sie erleben lassen, wie köstlich richtige, natürliche Lebensmittel schmecken, Ihre Einstellung zu Nahrungsmitteln verändern, Ihren Blutzucker stabilisieren, Ihrem Körper eine Chance zur Heilung geben, Ihre Abhängigkeit von Medikamenten hinfällig machen und Sie das Leben mehr genießen lassen. [...]

Ein Mensch kann von diesen Diäten, einschließlich der 25-Gramm-Diät, unbegrenzt lange leben. Es gibt dabei keinen Mangel an Nährstoffen. Sie liefern alle die Nährstoffe, die für eine gute Gesundheit notwendig sind. Bedenken Sie, dass Eskimos traditionell von einer Nahrung lebten und sogar gut lebten, die ausschließlich aus Fleisch und Fett bestand. Kohlenhydrate aus pflanzlichen Nahrungsmitteln machten weniger als ein Prozent ihrer Gesamtkalorien aus. Sie waren gesund, ohne Diabetes, Alzheimer, Parkinson, Krebs oder andere degenerative Krankheiten, die in unserer, von einer kohlenhydratreichen Ernährung geprägten Gesellschaft heute verbreitet sind. Diese neue Diät erlaubt viel mehr pflanzliche Nahrungsmittel, eine größere Vielfalt und mehr Nährstoffe als die traditionelle Ernährungsweise der Eskimos. Sie ist wahrscheinlich eine weitaus gesündere Ernährungsweise als die, die Sie bisher gepflegt haben.

Sie müssen nicht jedes Gramm Kohlenhydrate berechnen, das Sie essen. Dies ist wichtig. Mit zunehmender Erfahrung werden Sie Mahlzeiten zubereiten können, ohne tatsächlich jedes Gramm Kohlenhydrate zu berechnen. Nur die ersten Monate müssen sie besonders darauf achten, innerhalb Ihrer Kohlenhydratgrenze zu bleiben.

Die meisten Fleisch-, Fisch-, Geflügelarten und alle Fette sind »freie« Nahrungsmittel; das heißt, dass Sie sie in unbegrenzter Menge essen dürfen. Eier, Käse und Salat enthalten sehr kleine Mengen an Kohlenhydraten. Verwenden Sie die Kohlenhydrattabellen am Ende des Buches, um die […] Kohlenhydrate zu berechnen. […] Den Kohlenhydratgehalt von fertig verpackten Lebensmitteln können Sie [… der Kennzeichnung entnehmen]. Bei den Nährwertangaben auf dem Etikett wird die Menge an Kalorien, Fett, Kohlenhydraten, Eiweiß und anderen Nährstoffen pro Portion [und/oder pro 100 Gramm] angegeben. [Allerdings ist diese Kennzeichnung noch freiwillig. Erst ab Ende 2014 müssen EU-weit auf den meisten verpackten Lebensmitteln unter anderem die Kohlenhydrat- und Zuckergehalte angegeben werden. Zusätzlich können die Ballaststoffe aufgeführt sein sowie Angaben zum Anteil der Stärke an den Kohlenhydraten.]

Die Kohlenhydrattabellen listen die gängigsten Gemüse, Früchte, Milchprodukte, Körner, Nüsse und Samen auf. Um Nahrungsmittel zu finden, die in den Listen nicht enthalten sind, einschließlich der bei vielen beliebten Fertigprodukten und Restaurantgerichten, suchen Sie im Internet, [wo zahlreiche Kohlenhydrattabellen angeboten werden].

Um unter Ihrem täglichen Kohlenhydratlimit zu bleiben, ist es ratsam, alle kohlenhydratreichen Nahrungsmittel wegzulassen oder drastisch zu reduzieren. Eine Scheibe Weißbrot enthält zum Beispiel zwölf Gramm Kohlenhydrate. Wenn Sie eine kohlenhydratarme 25-Gramm-Diät machen, kommen Sie mit nur zwei Scheiben bereits an Ihr Tageslimit. Da alle Gemüse- und Obstarten Kohlenhydrate enthalten, wären Sie den Rest des Tages darauf beschränkt, nur Fleisch und Fett zu essen, um unter Ihrem 25-Gramm-Limit zu bleiben – was keine gute Idee ist. Eine einzige mittelgroße gebackene Kartoffel enthält 33 Gramm Kohlenhydrate – mehr als eine Tagesration. Ein Apfel hat 18 Gramm, eine Orange 12 Gramm und eine mittelgroße Banane 24 Gramm. Brote und andere Getreideprodukte haben den höchsten Kohlenhydratgehalt. Ein einziger kleiner Pfannkuchen mit einem Durchmesser von etwa 10 cm hat, ohne Sirup oder Süßungsmittel, 13 Gramm, eine Tortilla gleicher Größe hat 34 Gramm und ein Bagel von etwa 11,5 cm Durchmesser hat 57 Gramm Kohlenhydrate. Bei Süßigkeiten und Desserts ist der Kohlenhydratanteil sogar noch höher, […] sodass sie vollständig weggelassen werden sollten. Die meisten Brote und die meisten Früchte müssen sehr begrenzt, wenn nicht ganz ausgeschlossen werden, insbesondere bei der 25-Gramm- oder 50-Gramm-Diät.

Gemüse hat einen wesentlich niedrigeren Kohlenhydratgehalt. Eine Tasse [ca. 240 ml] Spargel liefert zwei Gramm, eine Tasse rohen Kohls zwei Gramm und eine Tasse Blumenkohl drei Gramm. Alle Salatarten haben sehr wenig Kohlenhydrate: eine Tasse zerkleinerter Kopfsalat enthält nur etwa 0,6 Gramm. An grünem Salat und anderen kohlenhydratarmen Gemüsesorten können Sie sich bequem satt essen, ohne sich allzu viele Gedanken um Ihr Kohlenhydratlimit machen zu müssen. Selbst bei einer kohlenhydratarmen 25-Gramm-Diät kann eine begrenzte Menge Obst gegessen werden. Obst mit dem niedrigsten Kohlenhydratgehalt sind Beeren wie Brombeeren (½ Tasse 3,5 Gramm), Boysenbeeren (½ Tasse 4,5 Gramm), Himbeeren (½ Tasse 3 Gramm) und Erdbeeren (½ Tasse, in Scheiben geschnitten, 4,8 Gramm). Jedes Obst, Gemüse, ja sogar ein Getreideprodukt kann gegessen werden, solange die Portion nicht so groß ist, dass Sie Ihr Limit überschreiten. Da die meisten Obstarten, stärkehaltigen Gemüsearten und Brote kohlenhydratreich sind, ist es am besten, sie einfach ganz wegzulassen.

Schauen wir uns auf der nächsten Seite einen typischen Tagesplan für die kohlenhydratarme 25-Gramm-Diät an. Die Kohlenhydrate sind bei jedem Nahrungsmittel in Klammern angegeben.

Frühstück

Omelett mit 2 Eiern (1,2 g), 30 g Cheddar-Käse (0,4 g), ½ Tasse geschnittener Pilze (1,2 g), 60 g gewürfeltem, zuckerfreiem Schinken (0 g) und einem Teelöffel gehacktem Schnittlauch (< 0,1 g), in 1 Esslöffel Kokosöl gebraten (0 g). Kohlenhydrate: 2,8 Gramm.

Mittagessen

Gemischter grüner Salat aus 2 Tassen zerkleinertem Salat (1,2 g), ½ Tasse zerkleinerten Karotten (4 g), ¼ Tasse gewürfelten süßen Paprikaschoten (1,1 g), ½ mittelgroßen Tomate (1,7 g), ¼ Avocado (0,9 g), ½ Tasse zerkleinertem Kohl (1,6 g), 90 g gewürfeltem, gebratenem Hühnchen (0 g), 1 Esslöffel gerösteten Sonnenblumenkernen (1 g), angemacht mit 2 Esslöffeln italienischem Dressing auf Olivenölbasis, ohne Zucker (1 g). Kohlenhydrate: 12,5 Gramm.

Abendessen

Ein Schweinekotelett oder mehr (0 g), 1 Tasse gekochter Spargel (2,4 g) mit 1 Teelöffel Butter (0 g), 2 Tassen gekochtem Blumenkohl (3,2 g), angemacht mit 30 g Colby-Käse (0,7 g), mit verschiedenen Kräutern und Gewürzen (< 0,1 g), um den Geschmack abzurunden. Kohlenhydrate: 6,3 Gramm.

Die Gesamtkohlenhydrate dieser drei Mahlzeiten belaufen sich auf 21,6 Gramm, das sind 3,4 Gramm weniger als das Tageslimit von 25 Gramm. Wie Sie an diesem Beispiel sehen, bietet diese Diät eine Vielzahl an nährstoffhaltigen Nahrungsmitteln. Bei einer kohlenhydratarmen 50-Gramm-Diät würden 28,1 Gramm zu den vorgenannten Rezepten hinzugefügt. Dies könnte in Form von kohlenhydratreicheren Gemüse- oder Obstarten oder auch mit einer kleinen Menge Vollkornprodukten geschehen.

Eine kohlenhydratarme 100-Gramm-Diät ist im Vergleich zu den anderen beiden Diäten sehr üppig. Sie schließt im Grunde alle Lebensmittelgruppen ein. Mit einer einfachen Reduzierung der Portionsgröße oder der Verzehrshäufigkeit stärkehaltiger Gemüse, Früchte, Getreideprodukte und sogar gelegentlicher Süßigkeiten kann der Verzehr an Gesamtkohlenhydraten leicht in Schranken gehalten werden.

[…] Die meisten üblichen Mahlzeiten sind kohlenhydratreich. Folglich konsumiert der durchschnittliche US-Amerikaner (oder Europäer oder Australier) mehr als 300 Gramm Kohlenhydrate täglich. Der beste Weg, um überschüssige Kohlenhydrate zu vermeiden, ist, Ihre Mahlzeiten zu Hause mit frischen, kohlenhydratarmen Zutaten zuzubereiten.

Bedeutet dies, dass Sie sich keine Pizza mehr gönnen dürfen? Sie werden einige schwierige Entscheidungen treffen müssen. Möchten Sie Pizza oder möchten Sie eine Demenz? Es ist Ihre Wahl. Sie müssen entscheiden, ob die Pizza wichtiger für Sie ist, als Ihre Fähigkeit klar denken und sich erinnern zu können, wer zu Ihrer Familie gehört und wer Ihre Freunde sind und nicht pflegebedürftig zu sein. Wenn Sie glauben, Pizza oder Eis zu essen oder Limonade zu trinken oder was auch immer, schade nicht, dann sind Sie abhängig von diesen Nahrungsmitteln. Sie verschließen die Augen vor der Wahrheit. Das sichere Zeichen einer Abhängigkeit ist, vernünftige Gründe zugunsten der Befriedigung von Gelüsten zu ignorieren. Sie brauchen diese Diät, um mit diesen Abhängigkeiten zu brechen.

Dieser kohlenhydratarme Speiseplan verbietet in Wirklichkeit keine Lebensmittel, er setzt nur Grenzen bei den Mengen. Das heißt, man kann gelegentlich auch Pizza essen, muss aber die Portionsgröße beschränken und bei den anderen Nahrungsmitteln, die man isst, entsprechende Anpassungen vornehmen, damit der tägliche Kohlenhydratkonsum innerhalb der von der Diät festgelegten Grenze bleibt.

[…] Der Grund für die Einschränkung des Kohlenhydratverzehrs ist in erster Linie, große Mengen an Zucker im Blut zu vermeiden, da es genau das ist, was den Körper aus dem Gleichgewicht bringt. Es ist am besten, Ihren Kohlenhydratkonsum über alle drei Mahlzeiten zu verteilen, sodass keine einzelne Mahlzeit mehr als die Hälfte der gesamten Tagesration enthält.

Es ist klar, dass Sie nicht mehr so ungehemmt Pizza oder Eiscreme verschlingen können, wie Sie es vielleicht als Teenager getan haben. Der Körper ist sehr empfindlich gegenüber Kohlenhydraten. Ein einziger Schokoriegel kann sehr destruktiv sein. Der darin enthaltene Zucker genügt, um die Bildung von Ketonkörpern zu blockieren und den Ketonspiegel erheblich zu senken, ganz zu schweigen vom Blutzuckerspiegel.

[…] Essensvorlieben können sich ändern und ändern sich. Wenn Sie anfangen, mehr Gemüse zu essen, insbesondere in der Kombination mit Butter, Käse und reichhaltigen Saucen, wird es befriedigender sein als das Junkfood, das Sie vorher gegessen haben.

Sie sollten, wenn möglich, jeden Tag mindestens einen frischen Rohkostsalat essen. Eine bunte Vielfalt grüner Salate entsteht, indem sie mit wechselnden Gemüsearten, Garnierungen und Dressings zubereitet werden.

Selbst gemachte Salatdressings sind im Allgemeinen am besten. Wenn Sie ein im Geschäft gekauftes Dressing verwenden, meiden Sie solche mit zusätzlichem Zucker. Überprüfen Sie die Nährwertangaben bezüglich des Kohlenhydratgehaltes. Einige Dressingrezepte finden Sie ab Seite 52.

Sehr einfache Abendessen können aus einem Hauptgericht aus Ihrem Lieblingsfleisch – Rinderbraten, gebratenes Hähnchen, Lammkotelett, gebackener Lachs, Hummer etc. – mit einer oder zwei Beilagen aus rohem oder gekochtem Gemüse, wie etwa gedünstetem Brokkoli mit Butter und geschmolzenem Cheddar-Käse zubereitet werden.

[…] Es gibt Hunderte von Rezepten im Internet. Überprüfen Sie bei jedem Rezept den Kohlenhydratgehalt. Nicht alle Rezepte, die für sich in Anspruch nehmen,»kohlenhydratarm« zu sein, sind es auch. Oftmals handelt es sich um eine Abwandlung von Standardgerichten mit weniger Kohlenhydraten, die aber immer noch eine erhebliche Menge davon enthalten.

Essen Sie vollfette Lebensmittel, Butter, Sahne, Kokosöl, das Fett am Fleisch und die Hähnchenhaut. Fett ist gut für Sie. Fett stillt den Hunger und beugt Essanfällen vor. Das Verlangen nach Süßigkeiten wird stark gedrosselt. Da Fett gut sättigt, kann der Hunger mit weniger Essen gestillt werden, sodass der Verzehr der Gesamtkalorien möglicherweise sogar etwas zurückgeht. Wer übergewichtig ist, beobachtet vielleicht sogar, dass das Gewicht sinkt. Untergewichtige und mangelernährte Personen haben ja für gewöhnlich kein Abnehmproblem. Ihnen hilft das zusätzliche Fett in ihrer Nahrung, an Gewicht zuzunehmen und auf ein gesünderes Niveau zu kommen. […]

Ihre Grundnahrungsmittel

Fleisch

Sie können alle frischen Fleischsorten essen – Rind, Schwein, Lamm, Büffel und Wild. Alle Fleischteile wie Steaks, Rippen, Braten, Kotelett und Rinder-, Schweine- und Lammhackfleisch können gegessen werden. Bevorzugen Sie rotes Fleisch von biologisch aufgezogenen, grasgefütterten Tieren, die nicht mit Hormonen und Antibiotika gefüttert wurden. Lassen Sie das Fett am Fleisch und essen Sie es mit. Fett ist für einen ordnungsgemäßen Eiweißstoffwechsel erforderlich und unterstreicht den Geschmack des Fleisches.

Verarbeitetes Fleisch, das Nitrate, Nitrite, Natriumglutamat oder Zucker enthält, sollte gemieden werden. Dazu gehören das meiste Frühstücksfleisch und Fleischerzeugnisse wie Hotdogs, Würstchen, Speck und Schinken. Verarbeitetes Fleisch, bei dem hingegen nur Kräuter und Gewürze hinzugefügt wurden, ist erlaubt. Lesen Sie die Liste der Zutaten auf dem Etikett. Enthalten die Produkte keine chemischen Zusatzstoffe oder Zucker, können Sie sie essen. Enthalten Sie nur eine kleine Menge Zucker und keine weiteren Chemikalien, können Sie sie dennoch verwenden, wenn Sie den Zucker berücksichtigen und bei Ihren für den Tag zulässigen Gesamtkohlenhydraten dazurechnen. Wenn Sie paniertes Fleisch oder Hackbraten essen, müssen Sie den Gehalt an Kohlenhydraten einrechnen.

Alle Arten von Geflügel sind erlaubt – Hähnchen, Pute, Ente, Gans, Huhn, Wachtel, Fasan, Strauß und alle anderen. Die Haut nicht entfernen, sondern zusammen mit dem Fleisch essen. Sie ist oft der schmackhafteste Teil. Alle Eier sind erlaubt.

Alle Arten von Fisch sowie Krusten- und Schalentieren sind erlaubt – Lachs, Thunfisch, Seezunge, Forelle, Wels, Flunder, Sardinen, Hering, Krabben, Hummer, Austern, Miesmuscheln, Sandmuscheln und alle anderen. Wild gefangener Fisch ist empfehlenswerter als Fisch aus Fischfarmen. Fischrogen oder Kaviar sind auch erlaubt.

Die meisten frischen Fleischsorten enthalten keine Kohlenhydrate. Sie sind »freie« Nahrungsmittel, dass heißt, Sie können sie essen, ohne Kohlenhydrate berechnen zu müssen. Die einzigen Ausnahmen sind manche Meeresfrüchte sowie Eier, die kleine Mengen Kohlenhydrate enthalten. Ein großes Hühnerei enthält zum Beispiel etwa 0,6 Gramm Kohlenhydrate.

Fleisch- und Wurstwaren sind hingegen keine »freien« Nahrungsmittel. Ihnen werden oft Kohlenhydrate zugesetzt, sodass Sie deren Kohlenhydratgehalt anhand der Nährwerttabelle auf dem Etikett berechnen müssen.

Was viele Menschen vermissen, wenn sie auf eine kohlenhydratarme Ernährung umsteigen, sind die knusprigen Snacks, die sie vorher so gerne gegessen haben – die Bretzeln, Chips, Cracker. Sie enthalten natürlich zu viele Kohlenhydrate und oft auch unerwünschte Zusatzstoffe wie Eisen und fruktosehaltigen Maissirup. Eine kohlenhydratfreie Alternative sind Schweinekrusten. Sie werden aus der Fettschicht unter der Haut des Tieres hergestellt. Da das Fett ausgelassen wird, bleibt nur die Eiweißmatrix übrig. Diese knusprigen Leckereien können als Snacks gegessen und anstelle von Croutons in Salaten verwendet werden. Zerbröselt dienen sie als Panade beim Braten oder Frittieren von Fisch oder Hähnchen oder als Garnierung auf Geschmortem oder anderen Gerichten.

Milchprodukte
Manche Milchprodukte sind relativ kohlenhydrathaltig, während andere wenig Kohlenhydrate enthalten. Eine Tasse [230 ml] Vollmilch enthält

11 Gramm Kohlenhydrate, zweiprozentige Milch hat 11,4 Gramm und einprozentige Milch hat 12,2 Gramm. Wie Sie sehen, steigt mit sinkendem Fettanteil der Kohlenhydratgehalt.

Eine Tasse Vollfett-Natur-Joghurt enthält 12 Gramm Kohlenhydrate und eine Tasse fettfreier Joghurt 19 Gramm. Gesüßter fettarmer Vanillejoghurt hat 31 Gramm und fettarmer Fruchtjoghurt 43 Gramm.

Die meisten Hartkäsesorten haben einen sehr niedrigen Kohlenhydratgehalt. Weichkäsesorten haben einen etwas höheren Kohlenhydratgehalt, sind aber immer noch nicht schlecht. Eine gute Wahl bei Käse sind unter anderem Cheddar, Colby, Monterey, Mozzarella, Gruyère, Edamer, Emmentaler, Feta, Frischkäse (natur), Hüttenkäse und Ziegenkäse. 30 Gramm Cheddar-Käse haben nur 0,4 Gramm. Eine volle Tasse Cheddar-Käse enthält ganze 1,5 Gramm. Eine Tasse Hüttenkäse hat 8 Gramm; ein Esslöffel Frischkäse natur enthält 0,4 Gramm. Molkenkäse sowie Analogkäse oder Käseimitate haben einen wesentlich höheren Kohlenhydratgehalt und sollten gemieden werden.

Schlagsahne extra liefert etwas mehr als 6 Gramm pro Tasse. Sahne, halb und halb, enthält 10 Gramm pro Tasse, sodass Sie bei der vollfetten Sahne bleiben sollten. Ein Esslöffel saure Sahne enthält 0,5 Gramm.

Sie können die meisten Käse- und Sahnesorten essen, ohne sich übermäßig mit Kohlenhydraten zu belasten. Seien Sie bei Milch und Joghurt aber vorsichtig. Gesüßte Milchprodukte wie Eierflipp, Eiscreme und Schokoladenmilch sollten gemieden werden.

Fette und Öle
Fette und Öle enthalten keine Kohlenhydrate, das heißt, dass sie freie Nahrungsmittel sind und Sie so viel davon essen können, wie Sie mögen. Manche Fette sind gesünder als andere. Wählen Sie auf der nachstehenden Liste aus der Kategorie der »bevorzugten Fette«. Alle diese Öle sind für die Essenszubereitung unbedenklich. Meiden Sie »nicht bevorzugte Fette« und verwenden Sie diese nie beim Kochen. Ganz gemieden werden sollten die »schlechten Fette«, alle Nahrungsmittel, die sie enthalten und damit zubereitet wurden, wie Pommes frites und panierter Fisch.

Bevorzugte Fette
- Avocadoöl
- Butter
- Ghee [Butterschmalz]
- Kokosöl
- Macadamianussöl
- MCT-Öl

- Olivenöl Extra Vergine
- Palmkernöl
- Palmöl / Palmfruchtöl
- rotes Palmöl
- tierische Fette (Schmalz, Talg, ausgelassenes Fett)

Nicht bevorzugte Fette
- Baumwollsamenöl
- Distelöl
- Erdnussöl
- Kürbiskernöl
- Maiskeimöl
- Rapsöl
- Sojaöl
- Sonnenblumenöl
- Walnussöl

[Diese Öle werden als nicht empfehlenswert – vor allem zum Erhitzen – eingestuft, weil sie reich an mehrfach ungesättigten Fettsäuren sind und daher leicht oxidieren bzw. ranzig werden. In Deutschland werden Raps- und Walnussöl aufgrund ihres Gehaltes an Omega-3-Fettsäuren hingegen empfohlen. Die anderen Öle sollten nur sparsam verwendet werden, weil sie überwiegend Omega-6-Fettsäuren enthalten.]

Schlechte Fette
- Backfette
- gehärtete Pflanzenfette
- Margarine

Gemüse
Sie sollten jede Menge Gemüse essen. Die meisten Gemüsearten haben einen relativ geringen Kohlenhydratgehalt. Sie können sich problemlos an die fünf staatlicherseits empfohlenen Portionen halten, ohne dabei 25 Gramm Kohlenhydrate zu überschreiten. Die Portionsgrößen entsprechen im Allgemeinen etwa eine halbe Tasse. Jeweils eine halbe Tasse gekochter Kohl, Spargel, Brokkoli, Pilze und grüner Bohnen erglbt insgesamt weniger als 9 Gramm Kohlenhydrate. Sie sollten jeden Tag mindestens das Doppelte dieser Menge essen, zusammen mit anderen kohlenhydratarmen Lebensmitteln.

Grüne Salate enthalten die wenigsten Kohlenhydrate. Eine Tasse Salat hat nicht einmal 1 Gramm Kohlenhydrate. Ein gemischter Salat aus 2 Tassen Kopf- oder Eisbergsalat, 1 Tasse gemischter kohlenhydratarmer Gemüse und ½ Tasse Gemüse mit mittlerem Kohlenhydratgehalt sowie ein oder zwei Esslöffeln italienischem Dressing bleibt leicht unter 9 Gramm Kohlenhydraten. Sie können zusätzlich Käse und Fleisch nehmen, ohne dass dies gravierende Auswirkungen auf den Gesamtkohlenhydratwert hätte. Mindestens ein Rohkostsalat täglich wird sehr empfohlen.

Auch wenn Sie rohes und gekochtes Gemüse essen sollten, ist rohes Gemüse vorzuziehen. Beim Kochen werden Stärken und Zellulose (Ballaststoffe) etwas aufgespalten und leichter in Zucker umgewandelt. Aus diesem Grund erhöht gekochtes Gemüse in der Regel den Blutzuckerspiegel stärker als rohes Gemüse.

In der nebenstehenden Auflistung werden die Gemüsearten nach ihrem relativen Kohlenhydratgehalt aufgeführt. Gemüsearten mit bis zu 6 Gramm Kohlenhydraten pro Tasse sind in der Gruppe der kohlenhydratarmen Gemüsearten aufgelistet. Einige dieser Gemüse, insbesondere das grüne Blattgemüse, haben wesentlich weniger als 6 Gramm. Der durchschnittliche Kohlenhydratgehalt für das Gemüse in dieser Liste liegt bei etwa 3 Gramm pro Tasse. Die meisten Gemüsearten, die Sie essen, sollten aus dieser Gruppe kommen. Die Gruppe der Gemüse mit mittlerem Kohlenhydratgehalt liegt zwischen 7 und 14 Gramm Kohlenhydrate pro Tasse. Diese Sorten sollten in Maßen gegessen werden. Essen Sie zu viel davon, kann das Diätlimit von 25 Gramm leicht überschritten werden und möglicherweise sogar das Limit von 50 Gramm. Eine Tasse gehackte Zwiebeln enthält 14 Gramm Kohlenhydrate. Sie werden allerdings nicht oft so viele Zwiebeln essen wollen. Ein paar Esslöffel oder weniger sind wahrscheinlicher. Ein Esslöffel gehackte Zwiebeln liefert weniger als 1 Gramm Kohlenhydrate.

Stärkehaltige Gemüsearten sind vollgepackt mit Kohlenhydraten. Eine mittelgroße gebackene Kartoffel liefert sage und schreibe 33 Gramm Kohlenhydrate. Es gibt zwar kein Gemüse, das absolut tabu ist, es ist jedoch sinnvoll, diese Gemüse generell zu meiden, insbesondere, wenn Sie die 25-Gramm-Diät machen. [In Deutschland zählt die Kartoffel ohnehin nicht zum Gemüse, sondern zu den stärkereichen Beilagen.] Selbst bei der 50-Gramm-Diät wären Ihre Wahlmöglichkeiten an Nahrungsmitteln mit dem Verzehr einer einzigen Portion für den Rest des Tages stark eingeschränkt. Bei der 100-Gramm-Diät können einige stärkehaltige Gemüse einbezogen werden, aber auch hier gilt wiederum, dass sie allenfalls auf eine Mahlzeit beschränkt werden sollten und auch dann auf nur eine Portion.

Die meisten Winterkürbisse sind kohlenhydratreich. Zwei Ausnahmen sind Gemüse- und Spaghettikürbisse, die nur etwa halb so viele Kohlenhydrate enthalten. Der Spaghettikürbis verdankt seinen Namen der Tatsache, dass sich das Fruchtfleisch nach dem Kochen in Fäden ablösen lässt, die Spaghetti ähneln. Sie können bei manchen Pastagerichten als Nudelersatz verwendet werden. Werden Fleisch und Sauce auf die Spaghetti-Kürbis-Nudeln gegeben, erhält man ein kohlenhydratarmes Spaghettigericht.

Frischer Mais ist in der kohlenhydratreichen Kategorie zu finden. Mais ist eigentlich kein Gemüse, sondern ein Korn, er wird in der Regel jedoch wie ein Gemüse gegessen. Mais enthält über 25 Gramm Kohlenhydrate pro Tasse.

Kohlenhydratarme Gemüse (weniger als 6 g/Tasse)

- Algen (Nori, Kombu und Wakame)
- Artischocke
- Aubergine
- Avocado
- Bambussprossen
- Blattkohl
- Blumenkohl
- Bohnensprossen (Mungbohnen)
- Bok Choy (Senfkohl)
- Brokkoli
- Brunnenkresse
- Chinakohl
- Daikon-Rettich (asiatischer Riesenrettich)
- Endivie
- Fenchel
- grüne Bohnen
- Grünkohl
- Gurken
- Kaiserschoten
- Kohl
- Kohlrabi
- Kohlrüben
- Kräuter und Gewürze
- Mangold
- Okra
- Peperoni (scharf und süß)
- Pilze
- Radieschen
- Rhabarber
- Rosenkohl
- Rucola (Rauke)
- Salat (alle Arten)
- Sauerampfer
- Sauerkraut
- Schalotten
- Schnittlauch
- Sellerie
- Selleriewurzel/Knollensellerie
- Sommerkürbis
- Spargel
- Spinat
- Sprossen (Alfalfa, Klee, Brokkoli, Radieschen)
- Taro-Blätter (Wasserbrotwurzel)
- Tomaten
- Tomatillos
- Wachsbohnen
- Wasserkastanie
- Yambohne (Jicama)
- Zucchini

Gemüse mit mittlerem Kohlenhydratgehalt (zwischen 7 und 14 g/Tasse)

- Gemüsekürbis
- Karotten
- Pastinake
- Porree
- Rote Bete
- Sojabohnen (Edamame)
- Spaghettikürbis
- Steckrüben
- Zwiebeln

Kohlenhydratreiche, stärkehaltige Gemüse (über 15 g/Tasse)

- Bohnen, getrocknete (Pinto-, schwarze, Kidneybohnen etc.)
- Erbsen
- Kartoffeln
- Kichererbsen
- Limabohnen
- Linsen
- Mais, frisch
- Süßkartoffeln
- Tarowurzel
- Topinambur
- Winterkürbis (Eichel-, Butternusskürbis etc.)
- Yamswurzel

Obst

Ein paar Früchte können in die Diät mit aufgenommen werden, wenn sie sparsam gegessen werden. Beeren haben den niedrigsten Kohlenhydratgehalt von allen Obstsorten. Brombeeren und Himbeeren enthalten etwa 7 Gramm pro Tasse. Erdbeeren, Boysenbeeren und Stachelbeeren haben etwas mehr, etwa 9 Gramm pro Tasse. Heidelbeeren haben jedoch einen wesentlich höheren Kohlenhydratgehalt, fast 18 Gramm pro Tasse. Zitronen und Limonen haben auch wenig Kohlenhydrate und enthalten weniger als 4 Gramm pro Frucht. Die meisten anderen Früchte liefern etwa 15 bis 30 Gramm Kohlenhydrate pro Tasse.

Mit sorgfältiger Planung können Sie einige kohlenhydratarme Früchte selbst bei der 25-Gramm-Diät mit einbeziehen. Mehr Obst kann bei der 50-Gramm- und 100-Gramm-Diät hinzugefügt werden. Aufgrund seines hohen Zuckergehalts sollte Obst immer in Maßen gegessen werden. Bevorzugen Sie frisches Obst gegenüber Konserven- oder tiefgefrorenem Obst. Bei frischem Obst wissen Sie genau, was Sie bekommen. Bei Obst in Dosen oder bei tiefgefrorenem Obst ist oft zusätzlich Zucker oder Sirup hinzugefügt worden.

Trockenobst ist außergewöhnlich süß, denn der Zucker ist konzentriert. Eine Tasse frische Weintrauben enthält zum Beispiel etwa 26 Gramm Kohlenhydrate, während eine Tasse getrocknete Weintrauben (Rosinen) 109 Gramm liefert. Datteln, Feigen, Korinthen, Rosinen und getrocknete Fruchtpürees sind so süß, dass sie eigentlich Süßigkeiten sind.

Kohlenhydratarme Früchte

- Boysenbeeren
- Brombeeren
- Erdbeeren
- Himbeeren
- Limonen
- Preiselbeeren
- Stachelbeeren
- Zitronen

Kohlenhydratreiche Früchte

- Ananas
- Äpfel
- Aprikosen
- Bananen
- Birnen
- Datteln
- Dattelpflaumen
- Feigen
- Grapefruit
- Guaven
- Heidelbeeren
- Holunderbeeren
- Kirschen
- Kiwis
- Korinthen
- Kumquats
- Mandarinen
- Mangos
- Maulbeeren
- Melonen
- Nektarinen
- Orangen
- Papayas
- Passionsfrucht
- Pfirsiche
- Pflaumen
- Rosinen
- Trockenpflaumen
- Weintrauben

Nüsse und Samen

Sie denken wahrscheinlich, Nüsse und Samen seien kohlenhydratreich, aber erstaunlicherweise sind sie nur eine moderate Quelle. Eine Tasse gehobelte Mandeln enthält zum Beispiel nur etwas mehr als 7 Gramm Kohlenhydrate. Eine Mandel liefert etwa 0,10 Gramm Kohlenhydrate. Die meisten Baumnüsse ergeben etwa 6 bis 10 Gramm Kohlenhydrate pro Tasse. Cashewnüsse und Pistazien haben einen höheren Kohlenhydratgehalt von 40 beziehungsweise 21 Gramm pro Tasse. Samen sind im Allgemeinen kohlenhydratreicher als Nüsse. Sowohl Sesamsamen als auch Sonnenblumenkerne enthalten etwa 16 Gramm pro Tasse.

Schwarze Walnüsse, Pecannüsse und Kokosnüsse haben den niedrigsten Kohlenhydratgehalt von allen gängigen Nüssen und Samen. Eine Tasse gehackte rohe Kokosnuss hat weniger als 5 Gramm Kohlenhydrate. Eine Tasse getrocknete, ungesüßte Kokosraspeln hat 7 Gramm. Kokosmilch in Dosen liefert pro Tasse etwa 6 Gramm. Vollmilch hat im Vergleich dazu 11 Gramm pro Tasse. Kokosmilch kann in den meisten Rezepten als kohlenhydratreduzierter Ersatz für Vollmilch eingesetzt werden. Alle Nüsse und Samen können zum Garnieren von Gemüse und Salaten verwendet werden, wenn die Menge pro Portion auf ein oder zwei Esslöffel beschränkt wird. Werden Sie zwischendurch geknabbert, bleibt man am besten bei kohlenhydratarmen Nüssen. Die in der Liste auf Seite 24 aufgeführten Nüsse in der kohlenhydratarmen Kategorie enthalten weniger als 10 Gramm Kohlenhydrate pro Tasse. Die in der kohlenhydratreichen Kategorie bringen es auf 11 Gramm oder mehr pro Tasse.

Kohlenhydratarme Nüsse und Samen

- Haselnüsse
- Kokosnüsse
- Macadamianüsse
- Mandeln
- Paranüsse
- Pecannüsse
- Walnüsse, echte
- Walnüsse, schwarze

Kohlenhydratreiche Nüsse und Samen

- Cashewnüsse
- Erdnüsse
- Kürbiskerne
- Pinienkerne
- Pistazien
- Sonnenblumenkerne

Brote und Körner

Brote und Getreideprodukte gehören zu den Lebensmitteln mit den höchsten Kohlenhydratgehalten. Bei der 25-Gramm- und der 50-Gramm-Diät werden Sie generell alle Brote, Körner und Frühstücksflocken etc. weglassen müssen. Dazu gehören Weizen, Gerste, Maismehl, Hafer, Reis, Amaranth, Pfeilwurz, Hirse, Quinoa, Pasta, Couscous, Maisstärke und Kleie. Mit einer einzigen Portion kann der gesamte oder der Großteil der zulässigen Tagesration an Kohlenhydraten abgedeckt sein. Eine große weiche Bretzel enthält 97 Gramm Kohlenhydrate, eine Tasse Fruit Loops enthält 25 Gramm und eine Tasse Kleiemüsli mit Rosinen etwa 39 Gramm. Eine Tasse Weizengrütze mit einer halben Tasse Milch und einem Esslöffel Honig kommt auf 48 Gramm Kohlenhydrate.

Vollkornbrote und -cerealien sind nährstoffhaltiger und haben einen wesentlich höheren Ballaststoffanteil als Weißbrot; der Gehalt an Kohlenhydraten ist jedoch fast der gleiche. Eine Scheibe Vollkornbrot enthält etwa 11 Gramm Kohlenhydrate, während eine Scheibe Weißbrot 12 Gramm hat. Kein großer Unterschied.

Eine kleine Menge Mehl oder Maisstärke kann verwendet werden, um Bratensaft oder Sauce anzudicken. Ein Esslöffel Vollkornweizenmehl enthält 4,5 Gramm Kohlenhydrate. Ein Esslöffel Maisstärke enthält 7 Gramm. Dies müssen Sie bei der Berechnung Ihrer täglichen Gesamtkohlenhydrate berücksichtigen, sodass Sie nicht zu viel davon verwenden sollten. Maisstärke ist ein effektiveres Verdickungsmittel als Weizenmehl oder andere Mehle, sodass kleinere Mengen den gleichen Effekt erzielen können.

Eine Alternative zu Binde- oder Verdickungsmitteln ist Rahmkäse, der dem Bratensaft oder der Sauce einen Käsegeschmack verleiht. Ein anderes kohlenhydratfreies und geschmacksneutrales Dickungsmittel ist Xanthan, eine lösliche Pflanzenfaser, die häufig als Bindemittel bei verarbeiteten Nahrungsmitteln verwendet wird. Weitere stärkefreie Verdickungsmittel, die wie Maisstärke oder Mehl zum Andicken von Saucen verwendet werden können, gibt es im Naturkosthandel und im Internet.

Getränke

Getränke gehören zu den Dingen, die am meisten zu Diabetes und Fettleibigkeit beitragen. Die meisten Getränke sind mit Zucker überfrachtet und liefern wenig oder keine Nährstoffe. Limonaden oder Pulver- beziehungsweise Brausegetränke sind nichts anderes als flüssige Süßigkeiten. Selbst Fruchtsäfte und Sportgetränke sind hauptsächlich Zuckerwasser. Eine Tasse [230 ml] Orangensaft enthält 25 Gramm Kohlenhydrate. […] Viele Getränke enthalten Koffein, das suchterzeugend ist und zum übermäßigen Verzehr von zuckerhaltigen Getränken verleitet. Viele Menschen trinken gewohnheitsmäßig fünf, sechs oder zehn Tassen Kaffee oder Dosen Cola am Tag. Manche trinken nicht einmal Wasser, sondern verlassen sich ausschließlich auf verschiedene Getränke, um ihren täglichen Flüssigkeitsbedarf zu decken. Sie sollten alle koffeinhaltigen Getränke meiden. Koffein ahmt den Effekt von Zucker auf den Blutglukosespiegel nach und stimuliert die Freisetzung von Insulin. Es blockiert auch den Transport von Glukose über die Blut-Hirn-Schranke.

Das absolut beste Getränk für den Körper ist Wasser. Wenn der Körper dehydriert ist und Flüssigkeit braucht, braucht er Wasser, nicht Cola oder einen Cappuccino. Wasser stillt den Durst besser als jedes Getränk, ohne den zusätzlichen Ballast an Zucker, Koffein oder Chemikalien.

Wasser ist mit Abstand die beste Option, und ich empfehle Ihnen sehr, es zu Ihrem Getränk erster Wahl zu machen. Sie können das Wasser – oder Sprudel, also mit Kohlensäure versetztes Wasser ohne Süß- oder Geschmacksstoffe – mit etwas frischer Zitrone oder Limonensaft versetzen, um ihm etwas Geschmack zu geben. Eine andere Option sind ungesüßte Mineralwässer mit Fruchtgeschmack. Ungesüßte Kräutertees und entkoffeinierter Kaffee sind im Grunde kohlenhydratfrei. Lassen Sie die Finger von allen künstlich gesüßten kalorienarmen Softdrinks. Künstliche Süßstoffe sind mit gesundheitlichen Risiken verbunden und halten Ihre Zuckersucht am Leben.

Eine Dehydrierung erhöht die Blutzuckerkonzentration und verschlimmert die Insulinresistenz. Viele Menschen sind die meiste Zeit leicht dehydriert. Sie ignorieren oft die inneren Durstsignale ihres Körpers, bis die Dehydrierung da ist. Diese Situation wird bei älteren Menschen verschärft, weil das Durstgefühl mit dem Alter nachlässt. Die meisten Menschen, insbesondere die älteren, würden davon profitieren, wenn sie darauf achten würden, mehr zu trinken. Als Faustregel gilt, dass Sie mindestens acht Gläser (à 240 ml) Wasser am Tag trinken sollten. Im Sommer oder bei heißen Temperaturen müssen Sie die Menge möglicherweise auf zehn bis zwölf Gläser täglich oder mehr erhöhen.

Würzmittel

Zu den Würzmitteln gehören Kräuter, Gewürze, Knoblauch, Salz, Gewürzkräuter, Salzersatz, Essig, Senf, Meerrettich, Relish, scharfe Saucen, Fischsauce und Ähnliches. Die meisten Würzmittel sind »frei«, weil sie in so kleinen Mengen verwendet werden, dass die Menge an Kohlenhydraten unbedeutend ist. Es gibt jedoch einige Ausnahmen. Ketchup, Gurkenrelish, Grillsauce und einige Salatdressings sind mit Zucker überfrachtet. In vielen Fällen kann man auch kohlenhydratarme Versionen finden. Sie müssen bei allen Fertigprodukten die Zutatenliste und die Nährwertangaben auf dem Etikett lesen.

Die meisten Salatdressings werden mit mehrfach ungesättigten Pflanzenölen hergestellt. Eine bessere Wahl ist ein Olivenöldressing oder ein selbst gemachtes Dressing. Rezepte und Ideen dazu finden Sie im Buch ab Seite 52. Essig und Olivenöl oder Essig und Wasser ergeben ausgezeichnete Dressings. Essig ist besonders gut, weil er erwiesenermaßen die Insulinempfindlichkeit verbessert und den Blutzuckerspiegel nach einer kohlenhydratreichen Mahlzeit um sage und schreibe 30 Prozent senkt. Die Wirkungen von Essig sind mit dem Arzneistoff Metformin verglichen worden, einem zur Blutzuckerkontrolle beliebten Medikament. Etwas Essig in Ihren Ernährungsplan zu integrieren, wäre gut.

Zucker und Süßigkeiten

Am besten sollten alle Süßungsmittel und damit hergestellte Nahrungsmittel gemieden werden, insbesondere bei der 25-Gramm- und der 50-Gramm-Diät. Ein Zeichen von Kohlenhydratsucht und ein Hinweis auf Blutzuckerprobleme ist die Sucht nach Süßigkeiten. Die sogenannten »natürlichen« Süßungsmittel wie Honig, Melasse, Sucanat (gehärteter Zuckerrohrsaft), Fruktose, Agavensirup und Ähnliches sind nicht besser als weißer Zucker. Alle Nahrungsmittel, die künstliche Süßstoffe und Zuckeraustauschstoffe wie Aspartam, Xylitol und Sorbitol enthalten, sollten ebenfalls gemieden werden. Alle Süßungsmittel, auch die natürlichen, nähren die Zuckersucht. Wenn die Zunge etwas Süßes schmeckt, macht sie keinen Unterschied, ob es sich dabei um granulierten Zucker, Süßstoff oder Stevia handelt – die Sucht nach Süßigkeiten wird aufrechterhalten. Wenn Sie in Versuchung geraten, wird Ihre Willenskraft auf die Probe gestellt. Wenn Sie einmal nachgegeben haben, wird das Neinsagen beim nächsten Mal schwerer. Bevor Sie sich versehen, sind Sie hoffnungslos in den Krallen der Kohlenhydratsucht gefangen. Sobald Sie den Kreislauf der Zuckersucht durchbrechen, verlieren Süßigkeiten die Kontrolle über Sie. Sie können sie nehmen oder liegen lassen. Sie werden nicht mehr von ihnen kontrolliert, Sie haben die Kontrolle über sie. Sie entscheiden, ob, wann und wo Sie nachgeben. Sie haben das Sagen.

In verpackten Nahrungsmitteln kann Zucker unter unterschiedlichsten Namen auftauchen. Nachstehend finden Sie eine Liste üblicher Namen für verschiedene Süßungsmittel.

- Agavensirup
- Ahornsirup
- Ahornzucker
- Dextrin
- Dextrose (Traubenzucker)
- Fruchtsaft
- Fruktose (Fruchtzucker)
- Fruktose-Glukose-Sirup
- Galaktit (Dulcitol)
- Gerstenmalz
- Glukose (Traubenzucker)
- Honig
- Laktose (Milchzucker)
- Lävulose (veraltet für Fruchtzucker)
- Maissirup
- Maltodextrin
- Maltose (Malzzucker)
- Mannitol
- Melasse
- Palmzucker
- Reissirup, braun
- Rohrzucker, braun
- Saccharose (Kristallzucker)
- Sirup
- Sorbitol
- Sorghum
- Sucanat (getrockneter Zuckerrohrsaft)
- Xylitol
- Xylose

Snacks

Gelegentlich werden Sie Lust auf einen Happen zwischen den Mahlzeiten haben. Häufig ist das Hungergefühl nicht Hunger, sondern Durst. Trinken Sie einfach ein Glas Wasser, um dieses Hungergefühl zu stillen.

Falls das Wasser nicht wirklich genügt, gibt es einige kohlenhydratarme Optionen. Verschiedene Gemüsearten wie Gurken, Rettich und Sellerie sind gute Zwischenmahlzeiten. Die Selleriestifte können mit Erdnussbutter oder Rahmkäse bestrichen werden. Ein Esslöffel Erdnussbutter hat 2 Gramm Kohlenhydrate und ein Esslöffel Rahmkäse natur 0,4 Gramm.

Wenn Sie Lust auf einen knusprigen Imbiss haben, kann Schweinekruste mit 0 Kohlenhydraten diese Lust befriedigen. Ein anderer knuspriger Imbiss ist Nori, eine Algenart. Nori ist in der japanischen Küche beliebt und wird zum Umwickeln von Sushi verwendet. Nori wird normalerweise getrocknet und geröstet in papierdünnen 20 x 20 Zentimeter großen Blättchen verkauft. Nori hat einen leicht salzigen Algengeschmack. Es kann in mundgerechte Quadrate geschnitten und wie Chips gegessen werden. Im Handel wird es für gewöhnlich in Packungen à zehn Blättern angeboten. Ein Blatt hat praktisch null Kohlenhydrate.

Kohlenhydratarme Nüsse wie Mandeln, Pecannüsse und Kokosnüsse sind gute Knabbereien. Eine Viertel Tasse dieser Nüsse ergibt etwa 2,5 Gramm Kohlenhydrate.

Fleisch, Käse und Eier sind weitere gute Zwischenmahlzeiten. Eine Scheibe Käse von knapp 30 Gramm hat etwa 0,5 Gramm Kohlenhydrate. Eier haben etwa genauso viel. Fleisch hat keine Kohlenhydrate, sofern es nicht verarbeitet worden ist. Einige einfache Zwischenmahlzeiten sind gefüllte und scharf gewürzte Eier oder Käsestückchen, mit Thunfischsalat gefüllte Gurken oder eine Scheibe Käse und eine Scheibe Schinken, die mit etwas Senf oder saurer Sahne aufgewickelt oder um ein paar frische Sprossen gerollt werden.

Beliebt sind auch die im Handel erhältlichen Eiweißriegel. Ich empfehle sie nicht. Sie sind nicht mehr als glorifizierte Schokoriegel und mit künstlichen Süßstoffen oder Zuckerersatz gesüßt. Sie sind schlicht eine Art Junkfood.

Nahrungsergänzungsmittel

Auf den ersten Blick mag es so aussehen, als könnte es der kohlenhydratarmen Diät an Nährstoffen fehlen, weil viele Nahrungsmittel eingeschränkt sind, darunter auch einige gesunde. Das ist aber nicht der Fall. Diese Diät liefert alle Nährstoffe, die man braucht, um gesund zu sein.

Aus irgendeinem Grund neigen viele Menschen zu der Annahme, Fleisch und Fett seien unter dem Aspekt des Nährwertes schlechte Lebensmittel. Das ist weit von der Wahrheit entfernt. Fleisch liefert jede Menge Nährstoffe. Es ist eine ausgezeichnete Quelle für viele Vitamine und Mineralstoffe und liefert einige essenziellen Nährstoffe, die aus pflanzlichen Quellen nicht leicht zu beziehen sind, wie etwa die Vitamine A, B_6 und B_{12} sowie Coenzym Q10, Zink und andere Nährstoffe. Fett fördert die Aufnahme von Vitaminen […].

Diese Diät wird Sie sogar mit weitaus mehr Nährstoffen versorgen, als zu der Zeit, als der Großteil Ihrer Ernährung aus fettarmen, leeren, kalorienhaltigen Nahrungsmitteln bestand.

Dies ist keine Fleischdiät. Das muss ausdrücklich festgehalten werden. Sie enthält jede Menge natürlicher unverarbeiteter pflanzlicher Lebensmittel sowohl roh als auch gekocht. Die Menge an Fleisch, die Sie bei dieser Diät essen, kann etwas höher sein (vielleicht fünf Prozent der Gesamtkalorien), als Ersatz für einige Kohlenhydrate, die Sie weglassen. Das Meiste, was Sie jetzt zusätzlich essen, stammt aus einer qualitativ besseren, nährstoffreicheren Kohlenhydratquelle – aus frischem Gemüse. Sie werden mehr Gemüse essen, als Sie es wahrscheinlich je in Ihrem ganzen Leben getan haben. Man könnte dies auch als eine Gemüsediät bezeichnen, ergänzt mit reichlich Fett und ausreichend Eiweiß.

Sie brauchen keine Nahrungsergänzungsmittel zu nehmen, um irgendwelche Nährstofflücken wettzumachen, weil es keine gibt. Sofern Sie bereits Ergänzungen nehmen und sie weiterhin nehmen möchten, können Sie dies tun. Trotz des eben Gesagten empfehle ich zu Beginn der Diät einige Nahrungsergänzungsmittel. Es ist kein Erfordernis, aber ich empfehle es sehr. Der Grund dafür ist, dass die meisten Menschen einen Mangel an essenziellen und unterstützenden Nährstoffen aufweisen, insbesondere ältere Menschen. Bestimmte Vitamine und Mineralstoffe zusätzlich einzunehmen wird Ihnen helfen, Nährstoffmängel auszugleichen und Ihre Fortschritte zu beschleunigen. Die Supplemente sollten in den ersten zwei oder drei Monaten des Programms genommen werden. Bis dahin dürften die Nährstoffreserven wieder aufgefüllt sein und die bei der Diät verzehrten Nahrungsmittel ausreichend Nährstoffe liefern, sodass eine Ergänzung nicht mehr nötig ist.

Die Nahrungsergänzungsmittel, die ich empfehle [siehe Seite 32], unterstützen den Fettstoffwechsel, steigern die Insulinempfindlichkeit, beruhigen Entzündungen und fördern die neuronale Reparatur. [...]

Die Anti-Alzheimer-Strategie

Die Grundschritte

Auf den folgenden Seiten werden die Informationen, die in meinem Buch »Stopp Alzheimer!« im Einzelnen dargelegt worden sind, zu einem kompakten Programm zusammengefasst, das ich als die Anti-Alzheimer-Strategie bezeichne. Das Programm heißt zwar Strategie gegen Alzheimer, es ist aber ebenso wirksam bei Parkinson, ALS [Amyotrophe Lateralsklerose], der Huntington-Krankheit und vielen anderen neurodegenerativen Störungen. Sofern Sie »Stopp Alzheimer!« nicht gelesen haben, werden Sie möglicherweise die Gründe für die einzelnen Schritte nicht verstehen. Das ist kein Problem, solange Sie sich an die aufgezeigten Schritte halten. Um jedoch die Hintergründe zu verstehen und sich für das dargelegte Programm zu motivieren, wäre es ratsam, »Stopp Alzheimer!« zu lesen. Darin werden das Warum und Wie für jeden der nachstehenden Schritte detailliert erklärt.

Die wichtigsten Schritte dieses Programms sind die beiden ersten:
Schritt 1: Die Ketontherapie ist für den Erfolg des Programms von entscheidender Bedeutung. Sie liefert die Grundlage, auf der das Programm aufbaut.

Schritt 2: Die kohlenhydratarme Diät ist ebenso wesentlich, da sie auf das eigentliche Problem der Störung des Gehirnstoffwechsels eingeht. Sie fördert die Produktion von Ketonen und ist notwendig, um den Blutzucker im Gleichgewicht zu halten und die destruktiven Prozesse zu beenden, die das Gehirn zerstören.

Die übrigen Schritte sind nicht so entscheidend, sie fördern allerdings nachhaltig die Wirksamkeit der ersten beiden Maßnahmen und beschleunigen den Heilungsprozess. Insofern werden sie sehr empfohlen.

Schritt 1: Ketontherapie

Der erste Schritt der Anti-Alzheimer-Strategie zielt darauf ab, den Ketonspiegel zu erhöhen. Sie erreichen das, indem Sie jeden Tag mindestens fünf Esslöffel (74 ml) Kokosöl zu sich nehmen. Gemeint ist hier also nicht irgendein Esslöffel, den sie für gewöhnlich zum Essen verwenden, sondern eine Maßeinheit, die 14,8 ml Flüssigkeit umfasst. Das Öl sollte mit den Mahlzeiten eingenommen werden. Es kann entweder zur Essenszubereitung verwendet oder separat esslöffelweise wie ein Nahrungsergänzungsmittel konsumiert werden.

Zwei Esslöffel Kokosöl sollten Sie immer zum Frühstück essen. Morgens ist der Ketonspiegel am niedrigsten, sodass dieser Schritt sehr wichtig ist. Die übrigen drei Esslöffel können Sie zwischen Mittag- und Abendessen verteilen, wie Sie möchten. Sie könnten einen Esslöffel zum Mittagessen und zwei zum Abendessen nehmen oder umgekehrt, zwei zum Mittagessen und einen zum Abendessen oder jeweils anderthalb zum Mittag- und Abendessen. Achten Sie nur darauf, dass Sie über den Tag verteilt mindestens fünf Esslöffel zu sich nehmen. Falls Sie eine Mahlzeit auslassen, sollten Sie dennoch einen Esslöffel Öl einnehmen, um den Ketonspiegel aufrechtzuerhalten.

Sie können auch mehr als fünf Esslöffel Kokosöl täglich zu sich nehmen. Es schadet nicht. Zu bedenken ist allerdings, dass mit dem Essen auch noch andere Fette und Öle verzehrt werden. Zu viel Fett kann die Darmtätigkeit anregen, sodass Sie öfter zur Toilette gehen müssen.

Fünf Esslöffel Kokosöl werden zur Behandlung von Personen empfohlen, die klare Symptome einer neurodegenerativen Störung zeigen. Zur Vorbeugung genügen zwei bis drei Esslöffel täglich.

Zwei Esslöffel Öl auf einmal zu konsumieren kann schwierig sein, wenn das Öl nicht in eine Mahlzeit integriert wird. Ab Seite 50 finden Sie Rezeptideen, die es relativ einfach machen, das Öl einzunehmen. […]

Schritt 2: Kohlenhydratarme Diät

Der nächste Schritt besteht darin, sich einen kohlenhydratarmen Speiseplan zu eigen zu machen. Wählen Sie den Plan, der zu Ihrem Nüchternblutzuckerspiegel passt.

Kohlenhydratarme 25-Gramm-Diät

Bei einem Nüchternblutzuckerspiegel von 126 mg/dl (7 mmol/l) oder mehr wird der Konsum von Kohlenhydraten auf maximal 25 Gramm pro Tag beschränkt. Bei keiner einzigen Mahlzeit sollte die Hälfte der erlaubten Kohlenhydrate pro Tag (12,5 Gramm) überschritten werden.

Kohlenhydratarme 50-Gramm-Diät

Bei einem Nüchternblutzuckerspiegel von 101 bis 125 mg/dl (5,6 bis 6,9 mmol/l) wird der Konsum von Kohlenhydraten auf maximal 50 Gramm pro Tag beschränkt. Bei keiner einzigen Mahlzeit sollte die Hälfte der erlaubten Kohlenhydrate pro Tag (25 Gramm) überschritten werden.

Kohlenhydratarme 100-Gramm-Diät

Bei einem Nüchternblutzuckerspiegel von 91 bis 100 mg/dl (5,0 bis 5,5 mmol/l) wird der Konsum von Kohlenhydraten auf maximal 100 Gramm pro Tag beschränkt. Bei keiner einzigen Mahlzeit sollte die Hälfte der erlaubten Kohlenhydrate pro Tag (50 Gramm) überschritten werden.

Wenn Sie Ihren Nüchternblutzuckerspiegel nicht kennen, gehen Sie zu Ihrem Arzt und lassen Sie ihn kontrollieren. Sonst halten Sie sich an die kohlenhydratarme 25-Gramm-Diät. Fast jeder, bei dem eine neurodegenerative Krankheit diagnostiziert worden ist, hält sich anfangs entweder an den 25-Gramm- oder an den 50-Gramm-Diätplan. So, wie sich die Gesundheit und die Blutzuckerwerte bessern, kann zu einer kohlenhydrathaltigeren Diät übergegangen werden, wobei das Maximum jedoch 100 Gramm pro Tag ist.

Schritt 3: Mundgesundheit

Lassen Sie Ihre Zähne und Ihr Zahnfleisch kontrollieren und vorhandene Infektionen behandeln. Dazu mindestens einmal am Tag vor dem Essen 15 bis 20 Minuten Öl ziehen. Das Ölziehen sollte genau wie Zähneputzen zu einer täglichen Gewohnheit werden.

Das Ölziehen funktioniert ganz einfach. Sie nehmen einen Esslöffel Kokosöl in den Mund und bewegen das Öl 15 bis 20 Minuten lang im Mund hin und her (nicht gurgeln). Mit dem Kokosöl wird im Mund »gearbeitet«, indem es hin und her geschoben, zwischen den Zähnen durchgezogen und durchgesaugt wird. Während Sie das Öl bewegen, saugt es Bakterien, Giftstoffe, Eiter und Schleim auf. Das Öl nicht schlucken! Wenn Sie mit dem Ziehen fertig sind, spucken Sie es in den Mülleimer.

Schritt 4: Nahrungsergänzungsmittel

Die meisten Menschen bekommen nicht die empfohlene Menge an Vitaminen und Mineralstoffen, die sie für eine optimale Gesundheit benötigen. Dies gilt insbesondere für Patienten mit neurodegenerativen Krankheiten. Die Diät sorgt zwar für eine angemessene Versorgung mit Nährstoffen, gleichwohl wird empfohlen, in den ersten zwei bis drei Monaten Nahrungsergänzungsmittel zu nehmen, um die Nährstoffreserven wieder zu normalisieren. Nehmen Sie dazu täglich Folgendes:

- ein eisenfreies Multivitamin- und Mineralstoffpräparat, das die empfohlene Tagesdosis aller wichtigen Nährstoffe, außer Eisen, liefert
- Alpha-Liponsäure 400 mg
- Coenzym Q10 100 mg
- Magnesium 300 mg
- Vitamin C 500 mg
- L-Carnitin 2.000 mg
- Kurkumin 450 mg

Schritt 5: Rotes Palmöl

Rotes Palmöl ist eine reichhaltige Quelle natürlicher schützender Antioxidantien, die hilfreich sind, um oxidativen Stress zu bekämpfen und Entzündungen zu beruhigen. Essen Sie täglich einen Esslöffel rotes Palmöl. Es kann zu jeder Tageszeit genommen werden. Am besten wird es mit einer Mahlzeit verzehrt, es ist ein gutes Speiseöl. Eine Alternative zum flüssigen Öl sind Kapseln, wobei Sie mindestens 250 Milligramm am Tag einnehmen sollten. Eine beliebte Marke in den USA ist »Palmvitee«, die als Tocotrienol- oder Vitamin-E- und Antioxidantienergänzung vermarktet wird. Sie sollte zum Essen genommen werden. [Auch in Deutschland gibt es tocotrienolhaltige Antioxidantien.]

Schritt 6: Fisch

Essen Sie eine oder zwei Portionen Fisch à 115 Gramm pro Woche oder nehmen Sie ein Gramm Krillöl. Fisch ist nützlich, weil er DHA (Docosahexaensäure) enthält. Diese wichtige Fettsäure ist für eine gesunde Gehirnfunktion notwendig und liefert Vorläufer für die Bildung entzündungsmindernder Prostaglandine.

Schritt 7: Vitamin D

Gehen Sie täglich in die Sonne, um einen angemessenen Vitamin-D-Spiegel aufrechtzuerhalten. Im Winter, wenn die Sonnenexposition eingeschränkt ist, können Sie Ihren Vitamin-D-Bedarf mit einem Esslöffel Dorschlebertran oder mit einem Vitamin-D_3-Präparat (2.000 bis 5.000 IU/Tag) decken. Dorschlebertran kann sowohl den Bedarf an Fischöl als auch an Vitamin D decken. [In Deutschland wird Lebertran nicht empfohlen, weil er zugleich sehr viel Vitamin A enthält.] Sie sollten aber dennoch möglichst oft in die Sonne gehen, ohne es jedoch zu übertreiben.

Schritt 8: Körperliche Bewegung

Treiben Sie regelmäßig an drei bis sieben Tagen in der Woche jeweils 30 bis 60 Minuten lang Sport. Jede Art körperlicher Bewegung ist hilfreich – Walking, Joggen, Schwimmen, Aerobic, Krafttraining, Radfahren etc., solange sie anstrengend genug ist, um Herzfrequenz und Atmung zu erhöhen. Beginnen Sie in den ersten Wochen langsam, steigern Sie allmählich die Häufigkeit, Geschwindigkeit und Zeit in dem Maß, wie die Ausdauer zunimmt. Ein guter Ausgangspunkt ist, dreimal pro Woche 30 Minuten lang stramm zu gehen. Aktivitäten im Freien sind ausgezeichnet, um gleichzeitig Ihre tägliche Dosis Sonnenlicht zu bekommen.

Grundlegendes zur Ernährung

Richten Sie Ihr Hauptaugenmerk darauf, frische, unverarbeitete Lebensmittel zu essen, bevorzugt in Bioqualität. Essen Sie reichlich stärkearmes Gemüse und ausreichend Fleisch, Fisch, Geflügel und Eier, ergänzt mit vollfetten Milchprodukten, Nüssen, Obst und, soweit erlaubt, einer begrenzten Menge an Vollkornprodukten und stärkehaltigerem Gemüse.

Vermeiden Sie soweit wie möglich abgepackte, stark verarbeitete Lebensmittel. Die meisten Fertiglebensmittel enthalten Zutaten, die ungesund sind und zur Neurodegeneration [Schädigung von Nervenzellen] beitragen können. Es sollte Ihnen zur zweiten Natur werden, die Zutatenlisten zu lesen. Insbesondere meiden und entsprechend achten sollten Sie auf folgende Zutaten: gehärtete oder teilgehärtete Pflanzenöle, Backfett, Margarine, Nitrite, Nitrate, Natriumglutamat, Aspartam, Eisensulfat, Natriumaluminiumphosphat, Aluminiumammoniumsulfat, Kalziumaluminiumsulfat, Natriumaluminiumsilikat sowie Milch-, Butter-, Käse- und Eipulver. Zusätze, die oft Natriumglutamat enthalten, sind unter anderem hydrolisierte Pflanzenproteine, Natriumkaseinat, Kalziumkaseinat, Hefeextrakt, autolysierte Hefe, Sojaproteinisolat, texturiertes Eiweiß und Aromen.

Alle Produkte, die aus raffiniertem oder Weißmehl (Weizen) hergestellt werden, enthalten [in den USA] Eisensulfat. Dazu gehören Pizza, Donuts, Cracker, Chips, Kekse, Pasteten (ohne Füllung), Kuchen, Pfannkuchen- und Muffinmischungen, Brot, Brötchen, Frühlingsrollen, warm und kalt servierte Frühstückscerealien, Toastergebäck, Pasta, Bretzel, Tortillas, Dosensuppen, panierter Fisch sowie Makkaroni mit Käse, um nur einige wenige zu nennen. Vollkornprodukte enthalten keine Eisenzusätze. [In Deutschland wird auch Weißmehl nicht angereichert.] Der Verzehr von Getreideprodukten ist bei diesem Programm zwar generell eingeschränkt, aber wenn Sie sie essen, sollten Sie Vollkornprodukte wählen.

Zucker und künstliche Süßstoffe jedweder Art, insbesondere Aspartam, Fruktose, fruktosehaltiger Maissirup [in Deutschland als Fruktose-Glukose-Sirup bezeichnet] sowie Agavensirup sollten gemieden werden. Es wäre auch gut, Produkte mit raffinierten Pflanzenölen zu meiden, wozu Mais-, Sojabohnen-, Distel-, Baumwollsaat-, Raps-, Sonnenblumen- und Erdnussöl gehören. Wenn diese Öle in verarbeiteten Lebensmitteln eingesetzt wurden, sind sie wahrscheinlich ranzig. Sie sollten nie zum Kochen oder Braten verwendet werden. Eine bessere Wahl für die Speisenzubereitung sind Oliven-, Kokos-, Palm- und Macadamianussöl.

Meiden Sie koffeinhaltige Getränke, Limonaden, Pulver- beziehungsweise Brausegetränke, Frucht- und Gemüsesäfte sowie auch kalorienfreie Getränke, die mit Aspartam oder anderen künstlichen Süßstoffen gesüßt sind. Wasser ist das gesündeste Getränk. Sie sollten mindestens zwei bis drei Liter Wasser täglich trinken und diese Menge im Sommer, wenn der Körper mehr Wasser verliert, auf drei bis vier Liter am Tag erhöhen. Wenn Sie beim Sport stark schwitzen, benötigen Sie noch mehr.

Bevor Sie mit dem Programm beginnen

Lassen Sie sich ärztlich untersuchen

Egal, wie alt oder wie gesund Sie sind, empfehle ich Ihnen, sich ärztlich untersuchen zu lassen, bevor Sie mit dem Programm beginnen. Ein Grund dafür ist, sicherzustellen, dass Sie körperlich in der Lage sind, Ihre Ernährung so drastisch umzustellen. Noch wichtiger ist jedoch, Ihre derzeitige gesundheitliche Verfassung festzuhalten.

Lassen Sie Ihren Blutdruck messen. Lassen Sie eine Blutanalyse durchführen, damit Sie Ihren Nüchternblutzuckerspiegel, Ihre Werte für das hoch sensitive C-reaktive Protein (hs-CRP), Triglyzeride, HDL und das Gesamtcholesterin/HDL-Verhältnis sowie das Triglyzerid/HDL-Verhältnis kennen. Ihr Nüchternblutzuckerwert ist wichtig, weil er entscheidet, mit welcher der drei kohlenhydratarmen Diäten Sie beginnen.

Alle diese Messungen sind notwendig, um eine Vergleichsbasis zu erhalten. Nachdem Sie sich mehrere Wochen an das Programm gehalten haben, lassen Sie Ihre Blutwerte dann noch einmal untersuchen, damit Sie Ihre Ergebnisse vergleichen und Ihre Fortschritte bewerten können. Dieser Schritt ist sehr wichtig! Er wird Ihnen den Beweis liefern, dass das Programm Ihre Gesundheit insgesamt verbessert und dass der erhöhte Fettanteil in Ihrem Essen keinen Schaden anrichtet, sondern die Gesundheit fördert. Sie haben damit auch einen Beleg, den Sie Ihrem Arzt oder anderen zeigen können, die skeptisch auf dieses Programm reagieren. Außerdem werden die Aufzeichnungen Sie ermutigen, am Programm festzuhalten, weiterhin Fortschritte zu machen und Ihre Gesundheit zu verbessern.

Wenn Kohlenhydrate durch Fett und Protein ersetzt werden, sind viele besorgt, inwieweit dies negative Auswirkungen auf den Cholesterinspiegel haben könnte. Lesen Sie in meinem Buch »Stopp Alzheimer!« die entsprechenden Kapitel, dann werden Sie sehen, dass dies kein Problem ist. Die Cholesterinwerte werden sich verbessern. Alle Blutmarker werden sich verbessern. Das Gedächtnis wird sich verbessern. [Lesen Sie dazu das 2010 im systemed Verlag erschienen Buch »Mehr Fett!« von Ulrike Gonder und Dr. Nicolai Worm.]

Machen Sie sich keine Gedanken wegen des Gesamtcholesterinspiegels oder auch nur wegen des sogenannten »schlechten« LDL-Cholesterins. Jüngste Forschungen zeigen, dass es zwei Arten von LDL-Cholesterin gibt: ein »gutes« LDL und ein »schlechtes« LDL. Bei den meisten Tests wird zwischen beiden nicht differenziert. Sie werden einfach unter LDL zusammengefasst, sodass der Wert nutzlos ist.

Sie sollten wissen, dass der Gesamtcholesterinspiegel etwas steigen oder fallen kann – weder das eine noch das andere spielt eine Rolle. Der Gesamtcholesterinspiegel ist kein guter Indikator für Herzkrankheiten oder eine schlechte gesundheitliche Verfassung.

Warten Sie nicht ein oder zwei Wochen, nachdem Sie mit dem Programm begonnen haben, bis Sie Ihre Blutwerte untersuchen lassen. Das muss gemacht werden, bevor Sie beginnen. Wenn Sie warten, bis Sie mit dem Programm begonnen haben, bekommen Sie vielleicht Werte, von denen Ihnen einige nicht gefallen. Und dann beklagen Sie sich, dass das Programm nicht wirkt. Sofern Sie zum Beispiel einen niedrigen HDL-Spiegel von etwa 35 mg/dl haben, machen Sie vielleicht die neue Diät für den niedrigen Wert verantwortlich. Dabei lag Ihr HDL-Wert in Wirklichkeit vielleicht nur bei 25 mg/dl, als Sie das Programm begonnen haben. Das heißt, er ist zwar niedrig, hat sich aber verbessert. Das wüssten Sie nicht, wenn Sie diesen Marker nicht hätten messen lassen, bevor Sie mit dem Programm anfingen.

Halten Sie sich mindestens sechs bis acht Wochen an das Programm, dann gehen Sie noch einmal zum Arzt, um Ihre Blutwerte erneut untersuchen zu lassen. Je länger Sie das Programm machen, desto besser werden die Ergebnisse sein. Es ist wichtig, dass Sie Ihre Blutwerte wieder vom selben Arzt untersuchen lassen, und dass er dafür wieder dasselbe Labor nutzt, da die Ergebnisse von Labor zu Labor abweichen können.

Nutzen Sie die Tabellen ab Seite 39, um zu sehen, wo Sie stehen und um Ihre Fortschritte zu bewerten. Folgendes können Sie erwarten: Ein eingangs hoher Blutdruck wird niedriger sein. Der Triglyzeridspiegel wird niedriger, der HDL-Cholesterinspiegel hoher sein. Sowohl Ihr Gesamtcholesterin/HDL-Verhältnis als auch das Triglyzerid/HDL-Verhältnis und Ihre Entzündungswerte (C-reaktives Protein) werden niedriger sein. Alle diese Veränderungen sind positiv und ein Zeichen für eine verbesserte Blutzuckerkontrolle, eine verbesserte Insulinempfindlichkeit, ein reduziertes Risiko für Herzkrankheiten, einen besseren Kreislauf, weniger oxidativen Stress, reduzierte Entzündungen und eine bessere Gesundheit insgesamt. Alle diese Veränderungen zeigen, dass das Programm wirkt und funktioniert! Machen Sie weiter. Die Werte werden sich weiter verbessern.

Lassen Sie Ihre Blutwerte sobald wie möglich untersuchen, noch bevor Sie dieses Buch zu Ende gelesen haben. Sie sollten diese Daten zur Hand haben, damit Sie sobald wie möglich mit dem Programm beginnen können. Aber beginnen Sie erst, wenn die Blutuntersuchung abgeschlossen ist.

C-reaktives Protein (CRP) ist ein Eiweiß, das bei Entzündungen im Blut zu finden ist. Normalerweise ist kein CRP im Blut. Ein Wert von 1,0 mg/l oder weniger ist wünschenswert. Ein CRP-Wert von über 10 mg/l ist ein Anzeichen für eine aktive Infektion oder chronische Entzündung.

Es gibt zwei verschiedene Blutanalysen für den CRP-Wert. Bei beiden Untersuchungen wird das gleiche Molekül gemessen, eine Messmethode ist jedoch präziser als die andere. Der hoch sensitive CRP oder hs-CRP ist der Test, den Sie machen lassen sollten. Dabei werden auch sehr geringe Mengen des C-reaktiven Proteins im Blut gemessen. Er wird am häufigsten genutzt, um potenzielle Risiken für Herzprobleme einzuschätzen, die in der Regel mit einer niedriggradigen chronischen Entzündung einhergehen. Das hoch sensitive CRP wird im Allgemeinen im Bereich von 0,5 bis 10 mg/l gemessen. Der reguläre CRP-Test wird bei Patienten mit Verdacht auf akute Infektionen oder chronische Entzündungskrankheiten angeordnet, und er misst einen Bereich von 10 bis 1.000 mg/l. Die Tabellenwerte basieren auf Empfehlungen der American Heart Association zur Bewertung des Risikos für Herzkrankheiten [die mit den deutschen weitgehend übereinstimmen].

Blutanalyse – Referenzwerte

Blutdruck (mmHg)

systolischer (oberer Wert)	diastolischer (unterer Wert)	Kategorie
< 90	< 60	niedrig
90–99	60–65	niedrig normal
100–130	66–85	normal
131–140	86–90	hoch normal
141–159	91–99	hoch
> 159	> 99	sehr hoch

Nüchternblutzucker

mg/dl	mmol/l	Kategorie
75–90	4,2–5,0	normal
91–100	5,1–5,5	grenzwertig erhöht
101–125	5,6–6,9	hoch (Frühdiabetes)
> 125	> 6,9	sehr hoch (manifester Diabetes)

Hoch sensitives C-reaktives Protein (hs-CRP)

mg/l	Kategorie
< 1,0	optimal
1,0–3,0	durchschnittlich
3,1–10	hoch
> 10	sehr hoch

Blutlipide, HDL Männer

mg/dl	mmol/l	Kategorie
< 40	< 1,0	niedrig
40–60	1,0–1,6	durchschnittlich
> 60	> 1,6	optimal

Blutlipide, HDL Frauen

mg/dl	mmol/l	Kategorie
< 50	< 1,3	niedrig
50–60	1,3–1,6	durchschnittlich
> 60	> 1,6	optimal

Triglyzeride

mg/dl	mmol/l	Kategorie
< 150	< 1,7	normal
150–199	1,7–2,2	grenzwertig erhöht
200–499	2,3–5,6	hoch
> 499	> 5,6	sehr hoch

Verhältnis Gesamt-/HDL-Cholesterin

	Kategorie
< 3,3	optimal
3,3–5,0	normal
> 5,0	hoch

Verhältnis Triglyzeride/HDL-Cholesterin

	Kategorie
< 2	optimal
2–4	normal
> 4	hoch

In den USA werden Blutzucker- und Cholesterinwerte üblicherweise in Milligramm pro Deziliter (mg/dl) angegeben. In Europa ist die Angabe in Millimol pro Liter (mmol/l) üblich.

Testen Sie Ihre kognitiven Fähigkeiten

Kleine Verbesserungen der geistigen oder motorischen Fähigkeiten werden mitunter oft gar nicht bemerkt. Genau wie bei den Blutuntersuchungen wüssten Sie nicht, wie gut das Programm funktioniert, wenn Sie keinen Vergleich hätten, um diese oft kleinen Veränderungen zu bewerten. Es ist ratsam, vor Beginn des Programms den Mental-Status-Test zu machen, der ab Seite 118 zu finden ist. Wer eine bestätigte Diagnose oder den Verdacht hat, an Demenz oder Alzheimer zu leiden, sollte den Mental-Status-Test machen. Es kann auch hilfreich sein, den Uhrentest zu machen. Bei diesem Test zeichnet die betreffende Person aus dem Gedächtnis das Ziffernblatt einer Uhr. Dieser Test ist sehr empfehlenswert, weil er die kognitiven Fähigkeiten und späteren Verbesserungen anschaulich zeigt.

Nach den ersten sechs bis acht Wochen des Programms können die Tests jederzeit wiederholt werden. Vergleichen Sie die Vorher- und Nachherergebnisse. Es sollte einen messbaren Unterschied geben. Die deutlichsten Verbesserungen sind im Allgemeinen bei den Personen zu sehen, die anfangs die niedrigsten Testwerte hatten. Bei eingangs normalen oder fast normalen Testergebnissen zeigt sich vielleicht keine große Verbesserung, da es schwieriger ist, sehr geringfügige Schwankungen der Hirnfunktionen festzustellen.

Die Ergebnisse dieser Tests sollten ermutigend sein und die Wirksamkeit des Programms demonstrieren. Demenz ist ein fortschreitender Prozess. Bei den Betroffenen verbessert sich normalerweise nichts von selbst, sie bauen mit der Zeit immer mehr ab. Das Fortschreiten der Krankheit zu stoppen oder zu verlangsamen ist bereits ein positives Zeichen.

Setzen Sie [unnötige] Medikamente ab

Bevor Sie mit dem Programm beginnen, setzen Sie alle nicht unbedingt notwendigen Medikamente ab. Dazu gehören cholesterinsenkende Medikamente. Die Diät normalisiert Blutzucker und Insulin, sodass Diabetesmedikamente und Insulin unnötig werden, sobald Sie mit dem Programm beginnen. [Bevor Sie Insulin oder andere verordnete Medikamente absetzen oder reduzieren, sollten Sie sich unbedingt mit Ihrem Arzt beraten. Typ-1-Diabetiker können nicht völlig auf Insulin verzichten.] Wenn Sie bei Beginn der Diät einen hohen Blutdruck haben, wird er ganz natürlich sinken. Sollten Sie weiter Ihre blutdrucksenkenden Medikamente nehmen, während Sie sich an das Programm halten, sinkt Ihr Blutdruck möglicherweise zu sehr. Das wäre nicht gut.

Falls Sie bei einigen Medikamenten das Gefühl haben, sie nehmen zu müssen oder mit dem Absetzen zögern, können Sie sich allmählich davon entwöhnen. Lassen Sie Ihre Fortschritte von Ihrem Arzt überwachen und die Dosierungen entsprechend anpassen.

Kräuter und Nahrungsergänzungsmittel können weiterhin genommen werden, wenn Sie dies möchten. In den meisten Fällen sind sie jedoch nicht mehr nötig.

Präparieren Sie Ihre Speisekammer

Zu den Tücken der Ernährungsumstellung für dieses Programm gehört es, der Versuchung durch herumliegende nicht empfohlene Nahrungsmittel zu erliegen. Zu wissen, dass eine Lieblingsleckerei da ist und nur darauf wartet, gegessen zu werden, kann übermächtig sein. Die einfachste und beste Lösung ist, die Versuchung zu beseitigen.

Alle Nahrungsmittel, die bei der Diät nicht erlaubt sind, sollten möglichst aus dem Haus geschafft oder wenigstens nicht mehr leicht zugänglich sein. Geben Sie die kohlenhydratreichen Lebensmittel Freuden oder Nachbarn oder werfen Sie sie einfach weg. Mitbewohner ohne Einschränkungen ihrer Ernährung machen die Diät etwas härter. Vielleicht können die zu meidenden Lebensmittel so verstaut werden, dass nur die, die sie essen, herankommen.

Als Nächstes müssen Sie Ihren Kühlschrank und Küchenschrank mit den Lebensmitteln füllen, die bei der Diät erlaubt sind. Sorgen Sie dafür, dass sie stets da sind, sodass die Versuchung kleiner ist, Zuflucht bei eingeschränkten Nahrungsmitteln zu suchen. Kaufen Sie reichlich Kokosöl. Sorgen Sie dafür, dass Sie alle Ihre Nahrungsergänzungsmittel und Ketoseteststreifen zur Hand haben. [Mithilfe dieser in der Apotheke erhältlichen Teststreifen lassen sich Ketone im Urin nachweisen. Sie zeigen an, ob der Körper Ketone produziert. Werden zu viele Kohlenhydrate gegessen, sind keine Ketone mehr im Urin nachweisbar.]

Bevor Sie mit dem Programm beginnen, schauen Sie sich noch einmal an, welche Lebensmittel akzeptabel sind und erstellen Sie verschiedene Speisepläne. Berechnen Sie den Kohlenhydratgehalt jeder Mahlzeit und achten Sie darauf, dass die zulässige tägliche Gesamtkohlenhydratmenge nicht überschritten wird. Machen Sie es sich zur Gewohnheit, Mahlzeiten und Zwischenmahlzeiten zu planen, bevor Sie einkaufen gehen, damit Sie zu Hause alles zur Hand haben. Wenn Sie Ihre Lebensmitteleinkäufe einmal in der Woche erledigen, wäre es gut, vor dem Einkauf jede Mahlzeit der Woche im Voraus zu planen. Sonst kann es sein, dass Sie nach dem Nächstbesten greifen, das Sie im Kühlschrank oder in der Speisekammer finden, womit Sie dann möglicherweise Ihr Tageslimit an Kohlenhydraten überschreiten.

Die Induktionsdiät

Sinn und Zweck der Induktionsdiät ist, Sie sowohl physisch als auch mental auf das volle Programm der Anti-Alzheimer-Strategie vorzubereiten. Da Ihnen eine bedeutende Ernährungsumstellung bevorsteht, könnte es schwierig werden, sich geradewegs in das Programm zu stürzen. Die Induktionsdiät gibt Ihnen Zeit, sich auf das Programm einzustellen, sich daran zu gewöhnen, mehr Fett zu essen, und zu lernen, kohlenhydratarm zu essen und zu genießen. Nachdem Sie Ihren Arzt aufgesucht und Ihre Blutwerte haben untersuchen lassen, sollten Sie sofort anfangen, Ihrem Essen etwas Kokosöl hinzuzufügen. Tun Sie dies ein bis drei Wochen, bevor Sie offiziell mit der Anti-Alzheimer-Strategie beginnen.

Gehen Sie in Ihr Reformhaus oder Ihren Bioladen und kaufen Sie ein Glas Kokosöl oder bestellen Sie es im Internet. Es spielt keine Rolle, welche Marke oder Sorte Sie nehmen. Die meisten Marken werden als »kalt gepresst«, »nativ«, oder auch »vergine« beworben. Sie alle sind geeignet. Fangen Sie gleich an, das Öl täglich zum Kochen zu verwenden. Bei Rezepten, die Butter, Margarine, Pflanzenöl oder Bratfett verlangen, nehmen Sie stattdessen Kokosöl. Versuchen Sie, jeden Tag mindestens einen Esslöffel Kokosöl mit den Mahlzeiten zu sich zu nehmen.

Der Grund für diese Empfehlung ist, dass viele Menschen infolge der gesellschaftlichen Hysterie gegen das Fett im Essen ihren Fettkonsum reduziert haben. Weil sie so wenig Fett essen, ist ihr Verdauungssystem nicht mehr an die Fettmenge gewöhnt, die die Anti-Alzheimer-Strategie erfordert. Die Fettzugaben können bei manchen Menschen Übelkeit oder Durchfall hervorrufen. Um dies zu vermeiden, ist es ratsam, Ihr Verdauungssystem auf den erhöhten Fettanteil vorzubereiten, indem Sie einen Esslöffel Kokosöl in Ihr tägliches Essen integrieren. Steigt der Fettkonsum, erhöht Ihr Körper ganz natürlich die Produktion fettverdauender Enzyme. In dem Maß, wie sich Ihr Körper auf das zusätzliche Fett einstellt, können Sie Ihren Fettkonsum ohne negative Begleiterscheinungen erhöhen.

Sollte ein Esslöffel Kokosöl zu Brechreiz oder Durchfall führen (was selten der Fall ist), reduzieren Sie die Menge auf einen halben Esslöffel täglich. Haben Sie keine Probleme mit einem Esslöffel Kokosöl, erhöhen Sie nach einigen Tagen Ihre Dosis auf zwei Esslöffel. Sofern zwei Esslöffel zu diesem Zeitpunkt für Ihren Verdauungstrakt noch zu viel sind, reduzieren Sie die Menge für etwa eine weitere Woche wieder auf einen Esslöffel und versuchen es dann noch einmal. Arbeiten Sie Schritt für Schritt darauf hin, täglich drei Esslöffel Kokosöl zu sich zu nehmen. Die meisten Menschen können Ihrem Essen sofort zwei Esslöffel Kokosöl beimischen, ohne irgendwelche Probleme zu haben. Aber jeder Körper reagiert anders. So kann bei manchen schon ein Esslöffel zu einem leichten Durchfall führen, während andere problemlos von Anfang an fünf oder sechs Esslöffel essen können. Jeder kann seine Toleranz für Öl erhöhen, indem er es nach und nach in seinen Speiseplan integriert. Sie sollten gleich damit anfangen. Den Körper an die Verarbeitung größerer Fettmengen zu gewöhnen, ist der Hauptzweck der Induktionsdiät.

Während Sie sich an die erhöhte Fettaufnahme durch das Kokosöl gewöhnen, experimentieren Sie mit der Zubereitung kohlenhydratarmer Gerichte. Jetzt ist ein guter Zeitpunkt, um kohlenhydratarm kochen und essen zu lernen. Sie können sich eine Sammlung erprobter kohlenhydratarmer Rezepte und Speisepläne zulegen, die Sie genießen und Sie werden erfahrener bei der Zubereitung. Fangen Sie damit an, mindestens eine oder zwei kohlenhydratarme Mahlzeiten täglich zuzubereiten.

Nach ein bis drei Wochen, in denen Sie das Kokosöl integriert und Speisepläne ausprobiert haben, stürzen Sie sich dann mit Volldampf auf die Anti-Alzheimer-Strategie. Selbst wenn die fünf Esslöffel Kokosöl Durchfall verursachen (vier oder mehr Stuhlgänge täglich), beginnen Sie mit dem Programm. Reduzieren Sie in diesem Fall das Kokosöl so weit, bis das Problem aufhört, dann arbeiten Sie sich allmählich wieder auf fünf Esslöffel hoch. Das kann zusätzlich mehrere Wochen dauern, je nachdem, wie empfindlich Sie auf Fette reagieren. Bedenken Sie, dass ein- oder zweimal Stuhlgang pro Tag kein Anzeichen von Durchfall ist – so sollte ein gesunder Darm arbeiten. Bei dieser Diät wird Ihr Darm besser funktionieren und sich möglicherweise öfter regen. Der Körper kann Fett besser verdauen, wenn es zusammen mit anderen Nahrungsmitteln gegessen wird. Wenn Sie mit der Diät beginnen, nehmen Sie das Kokosöl im Rahmen Ihrer Mahlzeiten zu sich. Mit der Zeit, wenn Ihr Körper sich auf die erhöhte Fettaufnahme eingestellt hat, können Sie das Öl, wenn Sie möchten, auch löffelweise wie eine Nahrungsergänzung verzehren.

Was Sie erwarten dürfen

Dieses Programm wird nicht nur die Hirngesundheit, sondern Ihre Gesundheit insgesamt verbessern. Qualitativ schlechte, nährstoffarme, kalorienreiche Produkte werden durch qualitativ höherwertige, nährstoffdichte Lebensmittel ersetzt. Das kann deutliche Auswirkungen auf den Körper haben. Viele spüren unter der neuen Ernährungsweise wesentlich mehr Energie und Vitalität. Bei anderen zeigen sich vorübergehend zunächst einige unangenehme Symptome, bevor sie sich dann besser fühlen. Wenn Sie wissen, was Sie zu erwarten haben, ist es einfacher, sich auf die bevorstehenden Veränderung vorzubereiten.

In dem Maß, wie Sie Ihre Essgewohnheiten ändern und andere Lebensmittel essen, nehmen Sie mehr Ballaststoffe und weniger leicht verdauliche Stärke und Zucker auf. Der Fettkonsum wird wahrscheinlich höher sein als vorher. All dies kann deutliche Auswirkungen auf die Verdauungsfunktion haben. Ihre Darmtätigkeit wird sich verändern. Im Allgemeinen können Sie davon ausgehen, dass der Stuhl weicher wird und Sie häufiger zur Toilette müssen. Ein gesunder Verdauungstrakt sollte sich ein- bis dreimal täglich entleeren. Weniger weist auf eine Verstopfung hin. Ärzte mögen sagen, dass ein Stuhlgang alle ein bis drei Tage durchschnittlich oder normal sei, normal bedeutet aber nicht gesund. Wenn Sie gesündere Lebensmittel essen, sollte es regelmäßiger werden.

Wenn stärkehaltige Nahrungsmittel, Zucker, Koffein, Alkohol und unnötige Medikamente gemieden oder abgesetzt werden, können sich Entzugssymptome zeigen. Diese Substanzen können genauso abhängig machen wie harte Drogen. Die physischen Symptome mögen zwar nicht so dramatisch sein, die psychischen Symptome und das Verlangen danach können jedoch hart sein. Glücklicherweise helfen die Fette, das Fleisch und die reichhaltigen Saucen, die bei der Diät erlaubt sind, das Verlangen nach diesen Dingen zu zügeln und Gefühle der Entbehrung und der Abhängigkeit zu dämpfen. Es wird nicht lange dauern, und die Macht, die diese Substanzen einmal über Sie hatten, schwindet.

Die antimikrobiellen Effekte des Kokosöls können zusammen mit dem verbesserten Immunsystem durch die Diät eine sogenannte »die-off« [Absterbe-]Reaktion hervorrufen, auch als Herxheimer-Reaktion bekannt. Diese Reaktion findet statt, wenn eine große Anzahl von Bakterien oder anderen Mikroorganismen abstirbt und ihre giftigen Abbauprodukte in die Blutbahn fluten. Der Tod der Bakterien und die Absonderung der damit verbundenen Gifte erfolgt schneller, als der Körper sie beseitigen kann. Als Reaktion darauf fährt er seine Entgiftungs- und Beseitigungsaktivitäten hoch. In der Folge können krankheitsähnliche Symptome auftreten: Fieber, Schüttelfrost, Kopfschmerzen, Muskel- oder Gelenkschmerzen, Übelkeit, Durchfall, Erbrechen, Hautausschläge, Juckreiz, Ängste, Reizbarkeit, Schlaflosigkeit, Müdigkeit und eine verstopfte Nase. Die Symptome können einzeln oder in Kombination auftreten.

Diese Säuberungsreaktion wird oft als Krankheit oder allergische Reaktion fehldiagnostiziert. Die Symptome mögen zwar unangenehm sein, sie sind jedoch kein Zeichen einer Krankheit und bedürfen keiner speziellen Behandlung oder Medikation. Der Körper tut einfach das, was er tun muss, um sich zu reinigen. Sondern beispielsweise die Nasennebenhöhlen sehr viel Schleim ab, geschieht dies, um den Körper von Giftstoffen zu befreien. Abschwellende Mittel unterbinden das und verhindern, dass die Giftstoffe ausgeschieden werden. Ebenso verhindern Durchfallmittel, dass Giftstoffe aus dem Darm entfernt werden. Antibiotika nutzen nichts, weil die Bakterien bereits tot sind. Tatsächlich können sie das Immunsystem unterdrücken und den Reinigungsprozess verlangsamen. Diese Symptome sind vorübergehend. Lassen Sie den Prozess seinen Lauf nehmen. Solche reinigenden Reaktionen können zwischen einem Tag und zwei Wochen dauern, manchmal sogar länger. Drei bis vier Tage sind die Regel.

Da der neue Speiseplan wahrscheinlich weitaus gesünder ist als alles, was Sie jemals in Ihrem Leben erfahren haben, werden Sie viele positive gesundheitliche Veränderungen bemerken. Ihre Blutwerte werden sich verbessern, und der Blutzucker wird unter Kontrolle kommen. Besseres Erinnerungsvermögen, klareres Denkvermögen, eine glücklichere, positivere Lebenseinstellung, ein höheres Maß an Energie, bessere Verdauung, besseres Sehvermögen, weniger schwere Infektionen, ein tieferer und geruhsamer nächtlicher Schlaf und ein allgemeines Gefühl einer insgesamt besseren Gesundheit werden folgen.

Fortschritte bewerten

Nachdem Sie sich sechs bis acht Wochen lang an das Programm gehalten haben, gehen Sie wieder zu Ihrem Arzt und lassen noch einmal Ihre Blutwerte bestimmen. Sie dürften bei allen Werten jetzt eine drastische Verbesserung sehen.

Sofern Sie die erwarteten Verbesserungen nicht sehen, beobachten Sie noch einmal Ihr Ernährungsmuster und sorgen Sie dafür, dass Sie die Diät korrekt einhalten. Berechnen Sie die genaue Menge der Kohlenhydrate, die Sie bei jeder Mahlzeit zu sich nehmen? Wenn Sie sie nur schätzen, ist das vielleicht Ihr Problem. Wir neigen dazu, den Kohlenhydratgehalt unserer Speisen zu unterschätzen. Deshalb ist es in den ersten Monaten dieses Programms so wichtig, den Kohlenhydratgehalt für jede Mahlzeit genau zu berechnen.

Wenn Sie richtig gerechnet haben, müssen Sie den Kohlenhydratverzehr vielleicht noch mehr einschränken. Halten Sie die kohlenhydratarme 50-Gramm-Diät ein, wechseln Sie zur kohlenhydratarmen 25-Gramm-Diät.

Sie können die Diät mit der Zeit anpassen. Wenn Sie sich zum Beispiel erfolgreich an die kohlenhydratarme 25-Gramm-Diät halten (Nüchternblutzucker über 126 mg/dl beziehungsweise 7 mmol/l) und Ihr Nüchternwert ist auf unter 126 mg/dl (7 mmol/l) gefallen, können Sie zur kohlenhydratarmen 50-Gramm-Diät übergehen. Ebenso können Sie, wenn Sie die kohlenhydratarme 50-Gramm-Diät gemacht haben (Nüchternblutzucker zwischen 101 und 125 mg/dl beziehungsweise 5,6 und 6,9 mmol/l) und Ihr Nüchternwert unter 101 mg/dl (5,6 mmol/l) gefallen ist, auf die kohlenhydratarme 100-Gramm-Diät umsteigen.

Wiederholen Sie auch den Test der kognitiven Fähigkeiten noch einmal, und ebenso den Uhrentest, falls Sie ihn zuvor gemacht haben. Vergleichen Sie die Ergebnisse mit den ersten Tests. Die Verbesserungen sollten offensichtlich sein.

Nachdem Sie sich mindestens sechs Monate lang an das Programm gehalten haben, lassen Sie Ihre Blutwerte ein drittes Mal untersuchen und vergleichen die Ergebnisse. Die Bluttests können alle sechs bis zwölf Monate wiederholt werden, um die Fortschritte zu verfolgen. […]

Fortschritte macht jeder in seiner eigenen Geschwindigkeit. Hier ein Beispiel von jemandem, der sich erfolgreich an das Programm gehalten hat. Damit bekommen Sie eine Vorstellung davon, was Sie erwarten dürfen.

Charles Brewer, 69 Jahre alt, hatte Probleme mit Gedächtnislücken, die er als periodische Episoden von »Gehirnvernebelung« beschrieb. Wurde er nach einfachen Dinge gefragt, etwa nach seiner Adresse oder Telefonnummer, war sein Kopf oft völlig leer. Stunden später konnte er sich dann aber wieder problemlos daran erinnern. Er begann das Programm bei einem Nüchternblutzucker von 162 mg/dl (9,0 mmol/l), was bedeutet, dass er Diabetes hatte und ihn für die kohlenhydratarme 25-Gramm-Diät prädestinierte. Seine Blutwerte wiesen auf ein hohes Risiko für Herzinfarkt und Schlaganfall hin. Er hielt sich drei Monate lang daran, höchstens 25 Gramm Kohlenhydrate zu essen. In dieser Zeit verbesserten sich alle seine Werte, viele bis in den »optimalen« Bereich. Sein Blutzucker kam allmählich unter Kontrolle, sein Risiko für Herzkrankheiten sank drastisch, und seine Episoden von »Gehirnvernebelung« gehören der Vergangenheit an. Brewers Werte sind nachstehend aufgeführt.

Vorher	Kategorie	Nachher	Kategorie
Nüchternblutglukose 162 mg/dl (9,0 mmol/l)	sehr hoch	106 mg/dl (5,9 mmol/l)	hoch, aber rückläufig
C-reaktives Protein 4,8 mg/dl	hoch	0,5 mg/dl	optimal
HDL-Cholesterin 45 mg/dl (1,2 mmol/l)	durchschnittlich	91 mg /dm (2,4 mmol/l)	optimal
Gesamtcholesterin/ HDL-Cholesterin 6,0	hoch	3,0	optimal
Triglyzeride 204 mg/dl (2,3 mmol/l)	hoch	66 mg/dl (0,7 mmol/l)	normal
Triglyzerid/HDL-Verhältnis 4,5	hoch	0,73	optimal
Blutdruck 150/95	hoch	130/80	normal

Fortlaufende Unterstützung

Das Internet bietet viele Websites, die enorm hilfreiche Ratschläge für eine kohlenhydratarme Ernährung, Ermutigung und Rezepte anbieten. Die beste [amerikanische] Quelle ist vielleicht die Atkins-Website, www.atkins.com, auf der zahlreiche Rezepte, eine Chat-Gruppe sowie eine Datenbank zu finden sind, mit der sich für eine Vielzahl von Lebensmitteln die Kohlenhydrate nachsehen und berechnen lassen. Dazu gibt es die neuesten Forschungen über die kohlenhydratarme Ernährung und Blogs zur Unterstützung, Ermutigung und um Erfolgsgeschichten miteinander zu teilen sowie weitere Hilfen. Die Rezepte sind zahlreich und kreativ, und bei allen wird der Kohlenhydratgehalt angegeben. […]

[Deutschsprachige Informationen, Rezepte, Chats und Foren finden Sie beispielsweise unter www.ketoforum.de, www.lecker-low-carb.de und www.lchf.de sowie unter www.systemed.de.]

Rezepte

Kohlenhydratarm kochen zu lernen, mag zunächst wie eine abschreckende Aufgabe erscheinen. Es ist jedoch nicht so schwer, wie es auf Anhieb aussehen mag. Manche kohlenhydratarmen Rezepte sind zwar kompliziert und zeitaufwendig, im Prinzip ist vieles jedoch genauso einfach wie etwa ein Lammkotelett zu braten und Zucchini zu dünsten. Was könnte einfacher sein als das?

Wenn kohlenhydratarm zu kochen neu für Sie ist, empfehle ich Ihnen sehr, dieses Kapitel zuerst ganz zu lesen. Egal, ob Sie die Rezepte nutzen oder nicht, das Kapitel wird Ihnen zeigen, wie einfach und leicht es im Grunde ist, kohlenhydratarm zu kochen. Es wird Ihnen darüber hinaus auch zeigen, wie Sie Kokosöl in Ihren Alltag integrieren können. Die aufgeführten Rezepte sind nur ein paar Beispiele für kohlenhydratarmes Kochen. Wenn Sie mehr Anregungen suchen, finden Sie dazu Bücher und Rezepte in Ihrer Bibliothek, im Buchladen und im Internet. [Unter www.systemed.de finden Sie eine Vielzahl an Kochbüchern. Einige Beispiele finden Sie auf den folgenden Seiten. Sie sind im Inhaltsverzeichnis mit einem * gekennzeichnet.]

Zu den größten Herausforderungen des hier beschriebenen Programms gehört sicher, täglich fünf Esslöffel Kokosöl zu sich zu nehmen. Der erste Teil dieses Kapitels zeigt zahlreiche Möglichkeiten auf, wie das Kokosöl in einer schmackhaften Form konsumiert werden kann. In den folgenden Rezepten wird dann erläutert, wie das Öl bei der Essenszubereitung zum Einsatz kommt.

Die tägliche Dosis Kokosöl

Die hier dargelegte Anti-Alzheimer-Strategie empfiehlt, täglich mindestens fünf Esslöffel (74 Milliliter) Kokosöl zu essen und diese Menge auf Frühstück, Mittag- und Abendessen zu verteilen. Daraus folgt, dass jede Mahlzeit ein bis zwei Esslöffel (15 bis 30 Milliliter) Kokosöl enthält.

Dies ist eine Menge Öl für einen Tag, und es bedarf oft etwas kreativer Planung, damit der Verzehr geschmackvoll gelingt. Der beste Weg ist, das Öl bei der Essenszubereitung zu verwenden. Kochen oder braten Sie Ihr Essen in dem Öl oder verwenden Sie es als Salatdressing oder zum Abschmecken von Gemüse. Nachstehend finden Sie eine Reihe von Ideen, die Sie nutzen können, um auf Ihre tägliche Dosis zu kommen.

Der einfachste Weg, das Öl einzunehmen, ist löffelweise wie ein Nahrungsergänzungsmittel. Viele machen das. Andere tun sich nicht so leicht damit, weil es ihnen schwer fällt, pures Öl in den Mund zu nehmen. Geschmack und Konsistenz sind ungewohnt. Es dauert etwas, bis man sich daran gewöhnt hat, aber mit der Zeit können es die meisten problemlos.

Ein qualitativ gutes »kalt gepresstes« oder »natives« Kokosöl verfügt über ein mildes Kokosaroma, und es schmeckt gut genug, um es mit dem Löffel zu essen. Die Marken unterscheiden sich jedoch. Manche schmecken so intensiv (manchmal durch Rauch bei der Verarbeitung verunreinigt), dass es penetrant wird. Wählen Sie Ihr Kokosöl sorgfältig aus. Probieren Sie verschiedene Marken, und wählen Sie die, die Ihnen am besten schmeckt. […]

Wenn es Ihnen zu schwer fällt, das Kokosöl löffelweise zu essen, können Sie es sich durch die Zugabe von geschmacksintensivierenden Extrakten und Aromen erleichtern. Etwas Zimtöl unter das Kokosöl gemischt ergibt einen erstaunlich angenehmen Geschmack, den die meisten sehr mögen. Es ist fast wie eine Süßigkeit. Hier sind einige Rezepte:

- 1 Esslöffel Kokosöl, gemischt mit 1 bis 2 Tropfen Zimtöl
- 1 Esslöffel Kokosöl, gemischt mit 1 bis 2 Tropfen Pfefferminzöl
- 1 Esslöffel Kokosöl, gemischt mit 3 bis 6 Tropfen Kokosaroma

Letzteres mag überflüssig erscheinen, aber das Kokosnussaroma gibt dem Öl einen reicheren, dessertähnlichen Kokosgeschmack. Experimentieren Sie mit anderen Aromen, die in den Kräuter- und Gewürzabteilungen der Läden zu finden sind. Sie sollten nur die Produkte nehmen, die als Aromen zum Backen oder Kochen hergestellt wurden, jedoch keine mit Zuckerzusatz. Ölbasierte Extrakte sind besser als alkoholbasierte Aromen. Sofern Sie einen alkoholischen Extrakt verwenden, mischen Sie ihn in einer kleinen feuerfesten Schüssel mit dem Kokosöl und erwärmen Sie das Ganze ein bis zwei Minuten, damit sich der Alkohol verflüchtigt.

Kohlenhydratarme Salatdressings

Ich empfehle, täglich mindestens einen Salat zu essen. Gemischte grüne Salate sind am beliebtesten, da eine Vielzahl von Zutaten dabei verwendet werden kann. Beschränken Sie sich nicht auf den üblichen Eisbergsalat – versuchen Sie auch Kopfsalat, Eichblattsalat, Römersalat und andere Varianten. Kohlenhydratarme Gemüsesorten, die gut zu Salaten passen, sind unter anderem Gurken, verschiedene Paprikasorten, Tomaten, Avocados, Petersilie, Zwiebeln, Schalotten, Radieschen, Yambohnen, Koriandergrün, Brunnenkresse, Sprossen, Staudensellerie, Knollensellerie, Bok Choi (chinesischer Senfkohl), Chinakohl, Rot- und Grünkohl, Brokkoli, Blumenkohl, Spinat, Mangold, Braunkohl, Karotten, Topinambur, Sauerkraut, Chicorée, Endivie und Zuckererbsen. Bei Salaten muss nicht immer grüner Salat dabei sein. Sie können eine Vielzahl von Salaten mit allen diesen Gemüsesorten, ohne grünen Salat, zubereiten.

Weitere Zutaten verleihen Salaten zusätzlichen Pep. Kohlenhydratarme Beigaben sind unter anderem hart gekochte Eier, Schinken, Speckbrösel, Rindfleisch, Hähnchen-, Puten- oder Schweinefleisch, Fisch (Lachs, Sardinen etc.), Krebse, Garnelen, Nori, Hartkäse (Cheddar, Monterey etc.), Weichkäse (Feta, Hüttenkäse, Münsterkäse etc.), Nüsse, Oliven und Schweineschwarten.

Das Dressing ist der vielleicht wichtigste Teil des Salates. Es ist das, was den Salat zu etwas Besonderem macht und den anderen Zutaten Pfiff gibt. Die meisten industriell gefertigten Dressings werden auf der Grundlage von Soja- oder Rapsöl hergestellt und enthalten oft Zucker, fruktosehaltigen Maissirup [Fruktose-Glukose-Sirup], Natriumglutamat und andere unerwünschte Zutaten. Viele von ihnen werden als kalorien- oder fettarm beworben, aber nur wenige sind kohlenhydratarm. Eine bessere Wahl ist ein mit gesünderen Zutaten selbst gemachtes kohlenhydratarmes Salatdressing. Nachstehend finden Sie einige Rezepte dafür.

Mayonnaise

- 1 großes Eigelb
- 2 Teelöffel (10 ml) frischer Zitronensaft
- 1 Esslöffel (5 ml) Dijon-Senf
- ½ Teelöffel Salz
- 1 Prise schwarzer Pfeffer
- 1 Tasse (240 ml) mildes Olivenöl

Bevor Sie beginnen, sollten alle Zutaten Zimmertemperatur haben. Eigelb, Zitronensaft, Senf, Salz, Pfeffer und ¼ Tasse (60 ml) Öl mit dem Mixer oder in der Küchenmaschine etwa 60 Sekunden lang miteinander verrühren. Während der Mixer oder die Küchenmaschine läuft, das restliche Öl sehr langsam dazu geben, zuerst Tropfen für Tropfen, die sich dann allmählich zu einem feinen, steten Rinnsal verbinden. Das Geheimnis einer guten Mayonnaise ist, das Öl langsam zuzugeben. Mit der Zugabe des Öls verdickt sich die Mayonnaise. Abschmecken und bei Bedarf nachwürzen.

Kohlenhydrate: 0,2 Gramm pro Esslöffel.

Kokosmayonnaise

Die Mayonnaise nach der vorstehenden Anleitung zubereiten, dabei aber ½ Tasse Olivenöl durch ½ Tasse Kokosöl ersetzen. Achten Sie darauf, dass das Kokosöl Zimmertemperatur hat und flüssig ist, bevor Sie es verwenden. Jeder Esslöffel Kokosmayonnaise enthält etwa ½ Esslöffel Kokosöl.

Kohlenhydrate: 0,2 Gramm pro Esslöffel.

Essig-Kokosöl-Dressing

- ¼ Tasse (60 ml) Kokosöl
- ¼ Tasse (60 ml) mildes Olivenöl
- 2 Esslöffel (30 ml) Wasser
- ¼ Tasse (60 ml) Apfelessig
- 1 Prise Salz
- 1 Prise weißer Pfeffer

Alle Zutaten in ein Schraub- oder Einweckglas geben. Den Deckel schließen und kräftig schütteln, bis alles gut gemischt ist. Bei Zimmertemperatur stehen lassen, bis es gebraucht wird. Das Dressing kann mehrere Tage ungekühlt aufbewahrt werden. Wenn es mehr als eine Woche aufbewahrt werden soll, stellen Sie es in den Kühlschrank. In gekühltem Zustand wird das Öl in der Regel fest. Damit es wieder flüssig wird, nehmen Sie es mindestens eine Stunde, bevor es gebraucht wird, wieder aus dem Kühlschrank. Jeder Esslöffel Dressing enthält etwa ¼ Esslöffel Kokosöl.

Kohlenhydrate: 0 Gramm pro Esslöffel.

Einfaches Essigdressing

- ¼ Tasse (60 ml) Apfelessig
- ½ Esslöffel (8 ml) Wasser
- 1 Prise Salz
- 1 Prise Pfeffer

Alle Zutaten miteinander vermischen. Das ist alles, was zu tun ist – einfach und leicht.

Kohlenhydrate: 0 Gramm pro Esslöffel.

Dressing mit gerösteten Mandeln

- ½ Tasse (120 ml) Kokosöl
- ¼ Tasse (25 g) Mandelsplitter
- 1 Esslöffel (15 ml) mildes Olivenöl
- 2 Esslöffel (30 ml) Tamarisauce
- 1 Esslöffel (15 ml) Apfelessig
- ¼ Teelöffel gemahlener Ingwer
- ¼ Teelöffel Salz

Das Kokosöl in einen kleinen Stieltopf geben. Bei mittlerer bis niedriger Hitze die Mandelsplitter rösten, bis sie leicht gebräunt sind. Den Topf von der Herdplatte nehmen und auf Zimmertemperatur abkühlen lassen. Dann die übrigen Zutaten einrühren. Wenn das Dressing ruht, setzt sich das Öl nach oben ab und die Mandeln sinken nach unten. Unmittelbar vor dem Gebrauch noch einmal durchrühren. Geben Sie das Dressing löffelweise auf den Salat, und achten Sie darauf, dass auch die Mandeln dabei sind. Das Dressing kann mehrere Tage ungekühlt aufbewahrt werden. Wenn es länger als eine Woche aufbewahrt werden soll, stellen Sie es in den Kühlschrank. Jeder Esslöffel Dressing enthält etwa ½ Esslöffel Kokosöl.

Kohlenhydrate: 0,3 Gramm pro Esslöffel.

Vinaigrette

- ¼ Tasse (60 ml) roter oder weißer Weinessig
- ¼ Teelöffel Salz
- 1 Prise weißer Pfeffer
- ¾ Tasse (180 ml) Olivenöl extra vergine

Essig, Salz und Pfeffer mit einer Gabel in einer Schüssel verrühren. Öl dazugeben und kräftig verrühren, bis die Zutaten gut vermischt sind. Ergibt 1 Tasse.

Kohlenhydrate: 0 Gramm pro ¼ Tasse.

Knoblauchvinaigrette

Eine geschälte und gepresste Knoblauchzehe in eine ¾ Tasse Olivenöl extra vergine geben und 2–3 Tage bei Zimmertemperatur stehen lassen. Dann den Knoblauch herausnehmen und das Öl verwenden, um die Vinaigrette von Seite 55 zuzubereiten.

Kohlenhydrate: 0 Gramm pro ¼ Tasse.

Spanische Vinaigrette

Das Vinaigrettedressing wie auf Seite 55 beschrieben zubereiten und zusammen mit 1 Esslöffel fein gehackter grüner Oliven und jeweils 1 Teelöffel Schnittlauch, Kapern, Petersilie und Gewürzgurke, fein gehackt, sowie 1 hart gekochtes, passiertes Eigelb in ein Einweckglas geben. Schütteln und bei Zimmertemperatur 30 Minuten stehen lassen; vor dem Gebrauch noch einmal schütteln.

Kohlenhydrate: 0,2 Gramm pro ¼ Tasse.

Kräuteressig

- 2 Tassen (200 g) frische Kräuter (wie Estragon, Kerbel, Dill, Basilikum oder Thymian)
- 2 Tassen (480 ml) Apfel- oder Weißweinessig, bis zum Kochen erhitzt

Die Kräuter in ein circa 1 Liter großes Einweckglas geben und mit dem Stiel eines Holzlöffels leicht zerdrücken. Den heißen Essig darüber gießen und auf Zimmertemperatur abkühlen lassen. Dann den Deckel auf das Glas schrauben und 10–14 Tage an einem kühlen Ort (nicht im Kühlschrank) stehen lassen. Das Glas jeden Tag einmal schütteln, um den Inhalt aufzurühren. Nach 10 Tagen den Essig abschmecken und, wenn er stark genug ist, durch mehrere Seihtücher in ein sauberes 0,5 Liter großes Glas gießen. Sofern der Geschmack noch zu schwach ist, 14 Tage stehen lassen.

Kohlenhydrate: 0 Gramm pro ¼ Tasse.

Dressing mit frischen Kräutern

- ½ Tasse (120 ml) Olivenöl extra vergine
- 1 Esslöffel frischer Dill, fein gehackt
- 1 Esslöffel frischer Schnittlauch, fein gehackt
- 1 Esslöffel frische Petersilie, fein gehackt
- ½ Teelöffel Salz
- 1 Prise schwarzer Pfeffer
- ¼ Tasse (60 ml) Estragonessig (gekauft oder nach dem Rezept auf Seite 56 selbst gemacht)

Öl, Kräuter, Salz und Pfeffer in ein Einweckglas geben und 2–4 Stunden bei Zimmertemperatur stehen lassen. Dann Essig hinzugeben und gut schütteln oder verrühren, damit sich das Ganze gut vermischt.

Kohlenhydrate: 0 Gramm pro ¼ Tasse.

Knoblauch-Kräuter-Dressing

- 1 Knoblauchzehe, geschält und gepresst
- ½ Teelöffel Estragon
- ½ Teelöffel Majoran
- ½ Teelöffel Senfpulver [oder Senf]
- ¼ Teelöffel Salz
- 1 Prise schwarzer Pfeffer
- ¼ Tasse (60 ml) Olivenöl extra vergine
- 2 Esslöffel (30 ml) roter oder weißer Weinessig

Alle Zutaten in ein 0,5 Liter großes Schraub- oder Einweckglas geben. Den Deckel auf das Glas schrauben und den Inhalt schütteln, um alles miteinander zu vermischen. Mindestens 1 Stunde bei Zimmertemperatur stehen lassen. Vor dem Gebrauch noch einmal schütteln.

Kohlenhydrate: 0 Gramm pro ¼ Tasse.

Buttermilchdressing

- ½ Tasse (120 ml) Apfelessig
- 1 Esslöffel (15 ml) Olivenöl extra vergine
- 1 Teelöffel Salz
- 1 Prise weißer Pfeffer
- 1 Esslöffel Schalotten, fein gehackt
- 1 Tasse (240 ml) Buttermilch

Alle Zutaten in ein Schraub- oder Einweckglas geben. Den Deckel auf das Glas schrauben und den Inhalt schütteln, um alles miteinander zu vermischen. Ergibt 1 ½ Tassen.

Kohlenhydrate: 2,2 Gramm pro ¼ Tasse.

Sauerrahmdressing

- 1 Tasse (240 ml) saure Sahne
- 3 Esslöffel (45 ml) weißer Weinessig oder Apfelessig
- ¼ Teelöffel Dill
- ½ Teelöffel Salz
- 1 Prise schwarzer Pfeffer

Alle Zutaten miteinander vermischen, abdecken und kühlen. Ergibt 1 ¼ Tassen.

Kohlenhydrate: 2 Gramm pro ¼ Tasse.

Blauschimmelkäsedressing

- ½ Tasse (120 ml) Sahne
- ½ Tasse (120 ml) saure Sahne
- ¼ Tasse (60 ml) Mayonnaise
- 2 Esslöffel (30 ml) Zitronensaft
- 170 g Blauschimmelkäse, zerkleinert
- Salz und schwarzer Pfeffer zum Abschmecken

Sahne, Sauerrahm, Mayonnaise und Zitronensaft in einer Schüssel verquirlen oder mit dem Schneebesen schlagen. Den Käse hinzufügen und 1 Minute mit einem Mixer oder in einer Küchenmaschine vermischen. Ergibt etwa 1 ¾ Tassen.

Kohlenhydrate: 2,5 Gramm pro ¼ Tasse.

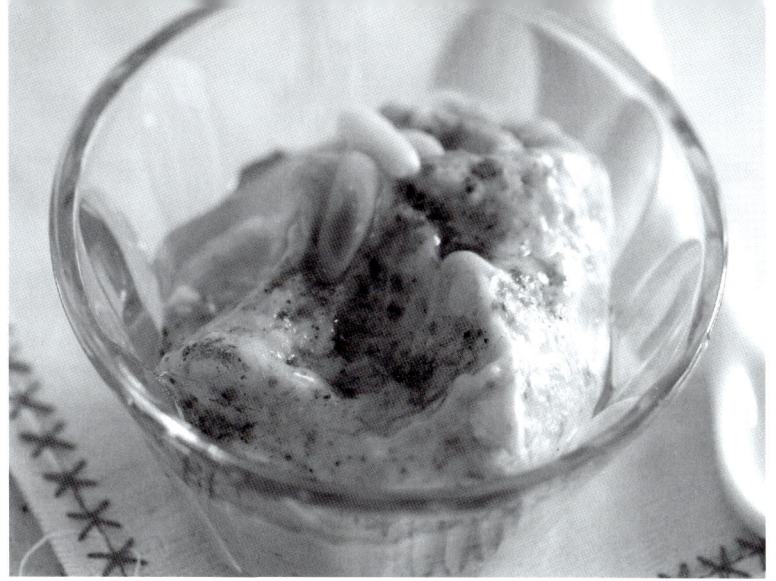

Erdbeerpesto

- 200 g frische Erdbeeren
- 25 g Pinienkerne
- 25 g Parmesan
- 2 Knoblauchzehen
- 100 ml Kokosöl
- grobes Meersalz und Chili

Die Erdbeeren waschen, trocken tupfen, entkelchen und größere Beeren halbieren. Die Pinienkerne in einer beschichteten Pfanne ohne Fett anrösten. Den Parmesan reiben, den Knoblauch abziehen und zerdrücken.

Alle Zutaten vermischen und pürieren. Mit wenig Salz und Chili abschmecken. Das Erdbeerpesto passt als Dip hervorragend zu gegrilltem Fleisch oder Fisch.

Kohlenhydrate: 1 Gramm pro Portion.

Saucen

Saucen und Bratensaucen sind ausgezeichnete Ergänzungen zu Gemüse und Fleisch, die ihren Geschmack verbessern und die Mahlzeiten abwechslungsreicher gestalten. Etwas Butter, Salz und schwarzer Pfeffer zu gekochtem, gebackenem, sautiertem, gebratenem, gedünstetem oder püriertem Gemüse schmeckt großartig, aber wenn es eine Sauce dazu gibt, entsteht ein ganz neues Geschmackserlebnis. Gewöhnliches Gemüse schmeckt ganz anders, wenn es mit einer Sauce kombiniert wird. Folgende Rezepte können bei Gemüse, Fleisch, Fisch, Geflügel und sogar Eiern verwendet werden.

Sauce Tartar

- 1 Tasse (240 ml) Mayonnaise
- 3 Frühlingszwiebeln, fein gehackt
- 1 Esslöffel Petersilie, fein gehackt
- ¼ Tasse saure Gurken, gehackt
- 2 Esslöffel Kapern
- 1 Teelöffel (5 ml) Dijon-Senf
- 2 Esslöffel (30 ml) roter Weinessig

Alle Zutaten miteinander vermischen, abdecken und kühlen. Mit Meeresfrüchten servieren. Ergibt etwa 1 ¼ Tassen.

Kohlenhydrate: 0,1 Gramm pro Esslöffel.

Sahne-Käse-Sauce

- 2 Esslöffel (30 ml) Butter
- ½ Tasse (120 ml) Sahne
- 1 Tasse (100 g) scharfer Cheddar-Käse, gerieben
- 1 Prise Salz

Butter und Sahne in einem Topf erhitzen, bis sie leicht zu kochen beginnen und die Butter geschmolzen ist. Die Herdplatte ausstellen, Käse und Salz unter ständigem Rühren hinzufügen, bis der Käse geschmolzen ist und die Mischung sich verdickt hat. Über gekochtes Gemüse gießen. Ergibt etwa 1 Tasse.

Kohlenhydrate: 1,2 Gramm pro ¼ Tasse.

Garnelen-Käse-Sauce

Die Sahne-Käse-Sauce wie vorstehend angegeben zubereiten, das Salz jedoch weglassen und 1½ Tassen (150 g) vorgekochte Babygarnelen und 1 Teelöffel Fischsauce hinzufügen. Ergibt ein ausgezeichnetes Topping für gekochtes Gemüse.

Kohlenhydrate: 0,7 Gramm pro ¼ Tasse.

Tex-Mex-Käsesauce

Die Sahne-Käse-Sauce wie nebenstehend angegeben zubereiten und ½ Tasse (120 ml) Salsa [Würzsauce] hinzufügen.

Kohlenhydrate: 1,5 Gramm pro ¼ Tasse.

Peperoni-Käse-Sauce

Die Sahne-Käse-Sauce wie nebenstehend angegeben zubereiten und ¼ Tasse (25 g) gehackte Jalapeno-Peperoni hinzufügen.

Kohlenhydrate: 1,2 Gramm pro ¼ Tasse.

Weiße Sauce

- 2 Esslöffel (30 ml) Butter oder Kokosöl
- ½ Tasse (120 ml) Sahne
- 1 Tasse (100 g) milder Schnittkäse (oder eine würzigere Käsesorte), gerieben
- 1 Prise Salz
- ¼ Teelöffel Zwiebelpulver

Butter bzw. Kokosöl und Sahne in einem Topf erhitzen, bis sie leicht zu kochen beginnen und die Butter geschmolzen ist. Die Herdplatte ausstellen, Käse, Salz und Zwiebelpulver unter ständigem Rühren hinzufügen, bis der Käse geschmolzen ist und die Mischung sich verdickt hat. Über gekochtes Gemüse, Eier oder Fleisch gießen. Ergibt etwa 1 Tasse.

Kohlenhydrate: 0,9 Gramm pro ¼ Tasse.

Weiße Fischsauce

- 2 Esslöffel (30 ml) Butter oder Kokosöl
- ½ Tasse (120 ml) Sahne
- 1 Tasse (100 g) milder Schnittkäse, gerieben
- ½ Teelöffel (3 ml) Fischsauce

Butter bzw. Kokosöl und Sahne in einem Topf erhitzen, bis sie leicht zu kochen beginnen und die Butter geschmolzen ist. Die Herdplatte ausstellen, Käse und Fischsauce unter ständigem Rühren hinzufügen, bis der Käse geschmolzen ist und die Mischung sich verdickt hat. Über gekochtes Gemüse gießen. Ergibt etwa 1 Tasse.

Kohlenhydrate: 0,9 Gramm pro ¼ Tasse.

Bratwurst-Sahne-Sauce

- 240 g Bratwürste
- 2 Knoblauchzehen, gehackt
- ½ Tasse (120 ml) Sahne
- ¼ Teelöffel Zwiebelpulver
- ½ Teelöffel getrockneter Salbei
- ¼ Teelöffel Paprika
- 1 Prise Salz
- 1 Prise schwarzer Pfeffer
- 1 Tasse (100 g) milder Schnittkäse, gerieben

Das Innere der Bratwürste und den Knoblauch in einer Pfanne braten, bis das Fleisch gebräunt und der Knoblauch weich ist. Sahne und Gewürze hinzufügen und leicht zum Kochen bringen. Die Herdplatte ausschalten und unter ständigem Rühren den Käse hinzufügen, bis der Käse geschmolzen ist und die Mischung sich verdickt hat. Über gekochtes Gemüse oder Eier gießen.

Kohlenhydrate: 0,9 Gramm pro ¼ Tasse.

Hühner-Sahne-Sauce

- 2 Esslöffel (30 ml) Butter oder Kokosöl
- 1 Tasse (120 g) gebratenes Hühnerfleisch, klein geschnitten
- ½ Tasse (120 ml) Sahne
- 1 Tasse (100 g) milder Schnittkäse, gerieben
- ¼ Teelöffel getrockneter Salbei
- ¼ Teelöffel Zwiebelpulver
- 1 Prise Salz
- 1 Prise schwarzer Pfeffer

Butter bzw. Kokosöl, Hühnergeschnetzeltes und Sahne in einen Topf geben und zum Köcheln bringen. Die Herdplatte ausschalten und den Käse sowie die Gewürze unter ständigem Rühren hinzufügen, bis der Käse geschmolzen ist und die Mischung sich verdickt hat. Über gekochtes Gemüse oder Eier gießen.

Kohlenhydrate: 0,6 Gramm pro ¼ Tasse.

Currysauce

- 2 Esslöffel (30 ml) Butter oder Kokosöl
- ½ Tasse (120 ml) Sahne
- 1 Tasse (100 g) milder Schnittkäse, gerieben
- 1 Prise Salz
- ½ Teelöffel Currypulver oder Garam Masala

Butter bzw. Kokosöl und Sahne in einem Stieltopf erhitzen, bis sie leicht zu kochen beginnen und die Butter geschmolzen ist. Die Herdplatte ausschalten, Käse, Salz und Currypulver bzw. Garam Masala unter ständigem Rühren hinzufügen, bis der Käse geschmolzen ist und die Mischung sich verdickt hat. Über gekochtes Gemüse, Eier oder Fleisch gießen. Ergibt etwa 1 Tasse.

Kohlenhydrate: 0,9 Gramm pro ¼ Tasse.

Gerichte für Frühstück, Mittag- und Abendessen

Für die meisten ist das Frühstück der schwierigste Teil der kohlenhydrat-armen Diät. Traditionell besteht das Frühstück aus kohlenhydratreichen Lebensmitteln wie warm oder kalt servierten Frühstückscerealien, Pfannku-chen, Waffeln, Armen Rittern, Röstis, Muffins, Bagels, Donuts, Toastergebäck, Toast und Gelee oder Marmelade, Orangensaft, Kakao und Ähnlichem.

Die einzigen kohlenhydratarmen Lebensmittel in einem traditionellen Frühstück sind Eier, Speck, Schinken und Wurst. Mit Eiern kann man vie-les machen. Man kann sie als Spiegeleier, Rühreier, verlorene Eier, hart oder weich gekochte Eier, gefüllte Eier oder als Omeletts oder Soufflés servie-ren. Und damit haben Sie schon eine abwechslungsreiche Vielfalt. Durch die Zugabe von Fleisch und Gemüse erhöhen sich die Zubereitungsmöglichkei-ten weiter. Zu den Vorteilen von Eiergerichten gehört, dass eine komplette Mahlzeit zusammen mit Fleisch und Gemüse in der Regel weniger als fünf Gramm Kohlenhydrate enthält. Auf diese Weise können Sie eine größere Menge an Kohlenhydraten zum Mittag- und Abendessen zu sich nehmen. Auf den nächsten Seiten finden Sie mehrere Eiergerichte.

Aber wie lecker und nahrhaft Eier auch sein mögen, es ist dennoch schön, beim Frühstück etwas Abwechslung zu haben. Deshalb sollten Sie damit experimentieren, zum Frühstück Speisen zu essen, die im Allgemeinen nicht als zu einem traditionellen Frühstück gehörig angesehen werden, wie etwa Salate, Suppen, Rindfleisch, Hühnerfleisch, Fisch und Gemüse. Die folgen-den Rezepte können zum Frühstück, Mittag- und Abendessen zubereitet werden.

Bei den meisten der Rezepte wird Kokosöl als Zutat angegeben, Sie können jedoch auch Butter, Speckfett, rotes Palmöl oder ein anderes Speiseöl neh-men, wenn Sie möchten. Sie können auch eine Kombination von Ölen ver-wenden. Kokosöl wird bei den meisten Rezepten angegeben, da dies eine der besten Möglichkeiten ist, es in den Speiseplan zu integrieren.

Öle werden beim Braten hauptsächlich verwendet, um zu verhindern, das Nahrungsmittel in der Pfanne kleben. Die Anti-Haft-Eigenschaften sind von Öl zu Öl verschieden. Schweineschmalz hat sehr gute Anti-Haft-Eigen-schaften. Im Vergleich dazu sind die Anti-Haft-Eigenschaften von Kokosöl sehr bescheiden. Kokosöl ist sehr gut zum Braten der meisten Gemüse- und Fleischarten geeignet, aber nicht für Eier und Mehlspeisen (wie Pfannkuchen). Die Anti-Haft-Eigenschaften des Kokosöls können verbessert werden, indem ein kleiner Anteil eines anderen Fettes, etwa Butter, Speckfett oder Wurstfett, rotes Palmöl oder Olivenöl, untergemischt wird. Wird in einem Eierrezept beispielsweise ein Esslöffel Kokosöl verlangt, können Sie zusätzlich etwa einen Teelöffel Butter oder irgendein anderes Öl hinzufügen. Das ist nicht notwendig, bewirkt aber, dass das Ei etwas leichter aus der Pfanne zu nehmen ist.

Sie brauchen kein Gourmetkoch zu sein, um köstliche kohlenhydratarme Gerichte zuzubereiten. Abgesehen von gemischten Salaten bestehen die einfachsten kohlenhydratarmen Gerichte einfach aus einem Stück Fleisch (gebraten, frittiert, gebacken, gegrillt, pochiert, pfannengerührt) und ein oder zwei Gemüsesorten. Das Gemüse kann sautiert, gedünstet, gebraten, pochiert oder roh sein. Noch einfacher ist es, Fleisch und Gemüse zusammen in eine Bratpfanne, einen Schmortopf oder eine Auflaufform zu geben und zusammen zuzubereiten. Der Vorteil ist, dass es das Kochen vereinfacht, dass weniger abzuwaschen ist und, das Beste von allem, dass das Bratfett, insbesondere wenn es mit Gewürzsalz oder anderen Gewürzen abgerundet wird, dem Gemüse einen wunderbaren Geschmack verleiht. Auf den nächsten Seiten finden Sie mehrere Rezepte für solche Pfannengerichte, um Ihnen zu zeigen, wie einfach und schmackhaft diese Art zu kochen sein kann.

Bei den meisten der Rezepten können Sie mehr Öl als angegeben verwenden. Wenn Sie sicherstellen möchten, dass Sie Ihre tägliche Dosis Kokosöl bekommen, geben Sie genug Kokosöl dazu, sodass Ihre Portion ein bis zwei ganze Esslöffel Kokosöl enthält. Berechnen Sie dies, damit Sie genau wissen, wie viel Kokosöl in der Mahlzeit steckt. Wird Fleisch in Kokosöl gebraten, nimmt das Öl den Geschmack des austretenden Fleischsaftes an. Nutzen Sie dieses Bratfett wie eine Sauce, und gießen Sie es über Ihr Fleisch und Gemüse. Fetthaltige Fleischstücke und Hühnerfleisch mit Haut ergeben die schmackhaftesten Bratensaucen.

Ziegenkäse auf Zucchinicarpaccio mit Basilikum-Tomaten-Pesto

Für das Pesto:

- 50 g getrocknete Tomaten (in Öl)
- ½ Bund Basilikum
- 1 Knoblauchzehe
- 25 g Pinienkerne
- 25 g entsteinte schwarze Oliven
- 20 g Parmesan
- 1 Teelöffel Tomatenmark
- 40 g Kokosöl
- ½ Esslöffel Oregano

Für das Zucchinicarpaccio:

- 1 Zucchino
- 8 Ziegentaler (à 40 g)
- 4 Esslöffel Olivenöl
- grobes Meersalz und schwarzer Pfeffer aus der Mühle

Außerdem:

- Alufolie

Die Tomaten abtropfen lassen, das Basilikum waschen, den Knoblauch abziehen und zerdrücken. Die Pinienkerne in einer beschichteten Pfanne ohne Fett anrösten. Oliven, Pinienkerne, Tomaten und das Basilikum fein hacken. Den Parmesan reiben.

Die vorbereiteten Zutaten mit Parmesan, Tomatenmark, Kokosöl und dem Oregano in eine hohe Schüssel geben und pürieren. Anschließend mit Pfeffer abschmecken.

Den Grill oder Backofen vorheizen. Den Zucchino waschen, der Länge nach in dünne Scheiben hobeln und über direkter geringer Hitze von jeder Seite 2 Minuten grillen oder im Backofen braten. Beiseitelegen und mit Meersalz würzen.

Die Alufolie und die Ziegentaler gut mit Öl einpinseln. Die Ziegentaler in Alufolie wickeln, fest verschließen und von jeder Seite über direkter mittlerer Hitze jeweils 1–2 Minuten grillen oder im Backofen braten, einmal wenden. Die warmen Ziegentaler auf das Zucchinicarpaccio verteilen und mit dem Pesto servieren.

Kohlenhydrate: 4 Gramm pro Portion.

Einfaches Omelett

Omeletts sind einfach zu machen und können mit verschiedenen Zutaten zu einem Dutzend oder mehr Varianten zubereitet werden. Omeletts auf französische Art können etwas kompliziert sein. Dieses Rezept ist eine vereinfachte Version, die genauso gut schmeckt und zahlreiche Abwandlungsmöglichkeiten bietet. Diese Anleitung gilt für ein Omelett natur.

- 2 Esslöffel (30 ml) Kokosöl
- 4 Eier
- ¼ Teelöffel Salz
- ¼ Teelöffel schwarzer Pfeffer

Das Kokosöl bei mittlerer Hitze in der Pfanne schmelzen. Eier, Salz und Pfeffer in einer Schüssel miteinander verquirlen. Die Masse in die heiße Pfanne gießen, abdecken und ohne Rühren circa 5 Minuten braten, bis die Eiermasse oben fest geworden ist. Das Omelett aus der Pfanne nehmen und heiß servieren. Ergibt zwei Omeletts.

Kohlenhydrate: 1,2 Gramm pro Portion.

Käseomelett

Gehen Sie wie beim einfachen Omelett vor. Nachdem Sie die Eiermasse in die heiße Pfanne gegossen haben, streuen Sie 1 Tasse geriebenen Käse darüber. Abdecken und ohne Rühren braten, bis das Omelett fest geworden und der Käse geschmolzen ist. Ergibt zwei Omeletts.

Kohlenhydrate: 2 Gramm pro Portion.

Jakobsmuscheln im Zucchini-Schinken-Mantel

- 12 Jakobsmuscheln, ausgelöst
- 2 mittelgroße Zucchini
- 6 Scheiben Serrano-Schinken (oder Parmaschinken)

Für die Marinade:
- 2 Zweige Estragon oder Rosmarin
- 2 Knoblauchzehen
- 1 Zitrone
- 3 Esslöffel Kokosöl
- 2 Teelöffel Dijon-Senf
- 1 Teelöffel Honig
- 2 Teelöffel getrocknete Kräuter der Provence
- ½ Teelöffel frisch gemahlener schwarzer Pfeffer

Außerdem:
- ca. 12 Eiswürfel
- 12 Holzspieße (30 cm lang), ca. 10 Minuten in kaltem Wasser eingeweicht

Die Jakobsmuscheln waschen und trocken tupfen.

Für die Marinade den Estragon waschen, trocken tupfen und die Blätter abzupfen. Den Knoblauch abziehen und zerdrücken. Die Zitrone auspressen und mit Kokosöl, Senf, Honig, Kräutern der Provence und Pfeffer verrühren. Den Estragon und das Knoblauchsalz unterrühren, die Jakobsmuscheln darin einlegen und etwa 1–2 Stunden marinieren.

400 ml Wasser zum Kochen bringen. Die Zucchini waschen, trocknen und längs in 12 sehr dünne Scheiben schneiden. Das kochende Wasser über die Zucchinischeiben gießen und 1 Minute darin ziehen lassen. Danach das Wasser abschütten und die Zucchini mit Eiswürfeln etwa 2 Minuten erkalten lassen. Den Serrano-Schinken der Länge nach halbieren.

Den Grill oder Backofen vorheizen. Die Jakobsmuscheln aus der Marinade nehmen und abtupfen. Jeweils 1 Scheibe Zucchini und Serrano-Schinken seitlich um die Jakobsmuschel wickeln. Mit einem Holzspieß gut befestigen und die Muschelmedaillons von jeder Seite über direkter mittlerer Hitze etwa 3–4 Minuten grillen oder im Backofen braten, bis sie leicht gebräunt sind. Mit etwas Marinade bestreichen, es sollte davon nichts in die Glut tropfen, einmal wenden.

Kohlenhydrate: 5 Gramm pro Portion.

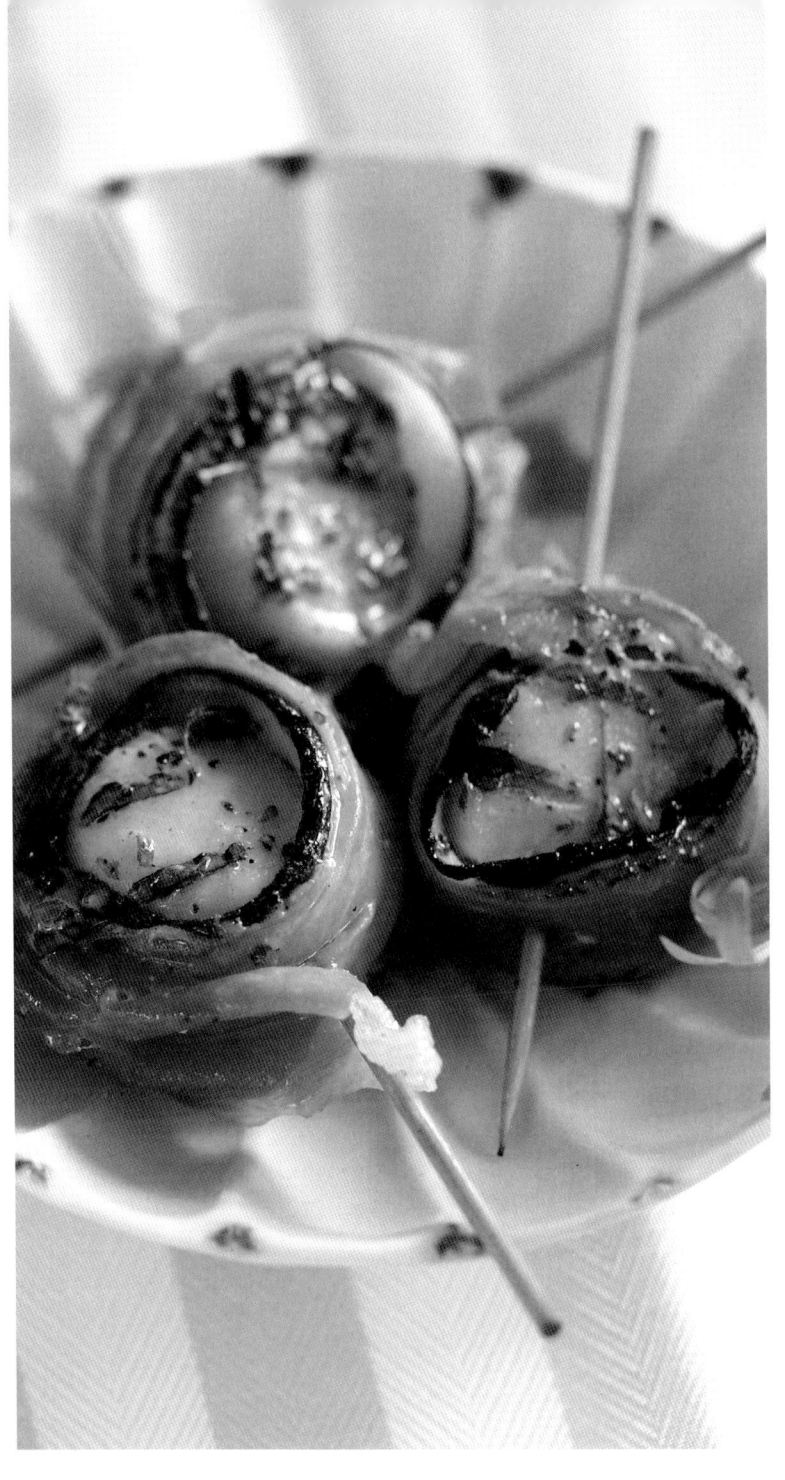

Omelett mit Wurst, Pilzen und Tomaten

Dies ist ein gutes Beispiel, wie ein Omelett zusammen mit Fleisch und Gemüse zubereitet werden kann. Weitere Variationen siehe unten.

- 1 Esslöffel (15 ml) Kokosöl
- 120 g Wurst (ungepökelt)
- 2 Pilze, in Scheiben geschnitten
- 4 Eier
- ¼ Teelöffel Salz
- ½ Tasse Tomaten, gehackt

Das Kokosöl in einer Pfanne erwärmen. Wurst und Pilze dazugeben und braten, bis sie angebräunt sind. Eier und Salz in einer Schüssel verquirlen. Die Eiermasse über die Wurst und Pilze in die heiße Pfanne gießen, abdecken und ohne Rühren circa 5 Minuten braten, bis das Omelett oben fest geworden ist. Tomaten dazugeben, abdecken und 1 Minute braten. Das Omelett aus der Pfanne nehmen und heiß servieren. Ergibt zwei Omeletts.

Kohlenhydrate: 2,8 Gramm pro Portion.

Variationen: Eine Vielzahl von Omeletts können mit vielen unterschiedlichen Zutaten zubereitet werden, unter anderem mit Schinken, Speck, Hühnchen, Wurst, Rinderhackfleisch, Lammhackfleisch, Garnelen, Krebsfleisch, Zwiebeln, Auberginen, Zucchini, Knoblauch, Paprika, Peperoni, Tomaten, Avocados, Spargel, Brokkoli, Blumenkohl, Spinat und Pilzen. Das Fleisch und die meisten Gemüsesorten werden gebraten oder gekocht, bevor sie zu der Eimasse gegeben werden. Tomaten, Avocados und Garnituren wie Koriandergrün und Schnittlauch werden am besten roh verwendet und nach dem Braten des Omeletts zugegeben. Saure Sahne kann ebenfalls als Garnitur verwendet werden. Käse kann während des Garens auf der Eimasse geschmolzen werden. Sie können alle diese Zutaten miteinander kombinieren. Sie müssen von jeder verwendeten Zutat die Menge wissen, um die Kohlenhydrate berechnen zu können.

Zwiebelfrittata

Dies ist ein italienisches Omelett, das auf beiden Seiten gebraten wird.

- 1 mittelgroße Zwiebel, geschält und in sehr dünne Scheiben geschnitten
- 2 Esslöffel (30 ml) Kokosöl
- 1 Knoblauchzehe, gewürfelt
- 4 Eier, leicht geschlagen
- ¾ Teelöffel Salz
- 1 Prise schwarzer Pfeffer
- 1 Teelöffel Basilikum
- 2 Esslöffel geraspelter Käse
- 1 Esslöffel (15 ml) Olivenöl extra vergine

Die Zwiebeln bei mittlerer Hitze circa 5 Minuten in einer Pfanne dünsten, bis sie weich, nicht gebräunt sind. Knoblauch dazugeben und zusätzlich 1 Minute braten. Eier, Gewürze und Käse in einer Schüssel vermischen. Das Öl zu den Zwiebeln und dem Knoblauch in die Pfanne geben. Die Eiermischung in die heiße Pfanne gießen. Ohne zu rühren 3–4 Minuten braten, bis die Masse von unten gebräunt und oben gerade fest geworden ist. In Viertel schneiden, wenden und die andere Seite 2–3 Minuten bräunen. Ergibt zwei Frittata.

Kohlenhydrate: 6,6 Gramm pro Portion.

Calamares mit mediterraner Füllung

- 8 mittelgroße Calamares (oder 200 g küchenfertige Calamarestuben)
- 1 Limette
- grobes Meersalz

Für die Füllung:

- 2 Knoblauchzehen
- 1 kleine Aubergine
- 1 große Tomate
- 3 Esslöffel Kokosöl
- ½ Teelöffel Marsalagewürz
- ½ Teelöffel schwarzer Pfeffer
- 1 Bund glatte Petersilie
- 1 großer Zweig Rosmarin
- 1 Ei (M)
- 4 Esslöffel geriebener Parmesan

Außerdem:

- Küchengarn

Den Grill oder Backofen vorheizen. Kopf und Fangarme mit den Eingeweiden aus dem Körperbeutel der Calamares vorsichtig herausziehen. Danach das durchsichtige Fischbein bzw. den Stab aus dem Beutel entfernen. Die Fangarme unterhalb vom Kopf abtrennen. Die äußere braune Haut des Körperbeutels abziehen. Die Fangarme und den Beutel innen und außen waschen und trocken tupfen. Die Fangarme klein schneiden. Die Limette halbieren, auspressen und den Tintenfischbeutel sowie die Fangarme damit beträufeln. Für die Füllung den Knoblauch abziehen und zerdrücken. Die Aubergine waschen, trocknen und klein würfeln. Die Tomate waschen, den Stielansatz entfernen, vierteln und die Kerne herauskratzen. Die Tomatenviertel klein würfeln. Nebenbei das Öl in der Pfanne erhitzen und die Auberginen- und Tomatenwürfel bei großer Hitze etwa 2 Minuten mit geschlossenem Deckel braten. Mit Marsala und Pfeffer würzen und gelegentlich umrühren. Das Gemüse von der Kochplatte nehmen und kurz abkühlen lassen. Währenddessen die Petersilie und den Rosmarin waschen, trocken tupfen und die Stiele entfernen. Die Kräuter klein hacken und zusammen mit dem Ei, dem Parmesan und den Fangarmen unter das Auberginen-Tomaten-Gemüse rühren.

Die Tintenfischbeutel vorsichtig mit dem Auberginen-Tomaten-Gemüse füllen und fest zubinden. Von jeder Seite über direkter starker Hitze etwa 3–5 Minuten grillen oder im Backofen braten und mit Salz abschmecken.

Kohlenhydrate: 9 Gramm pro Portion.

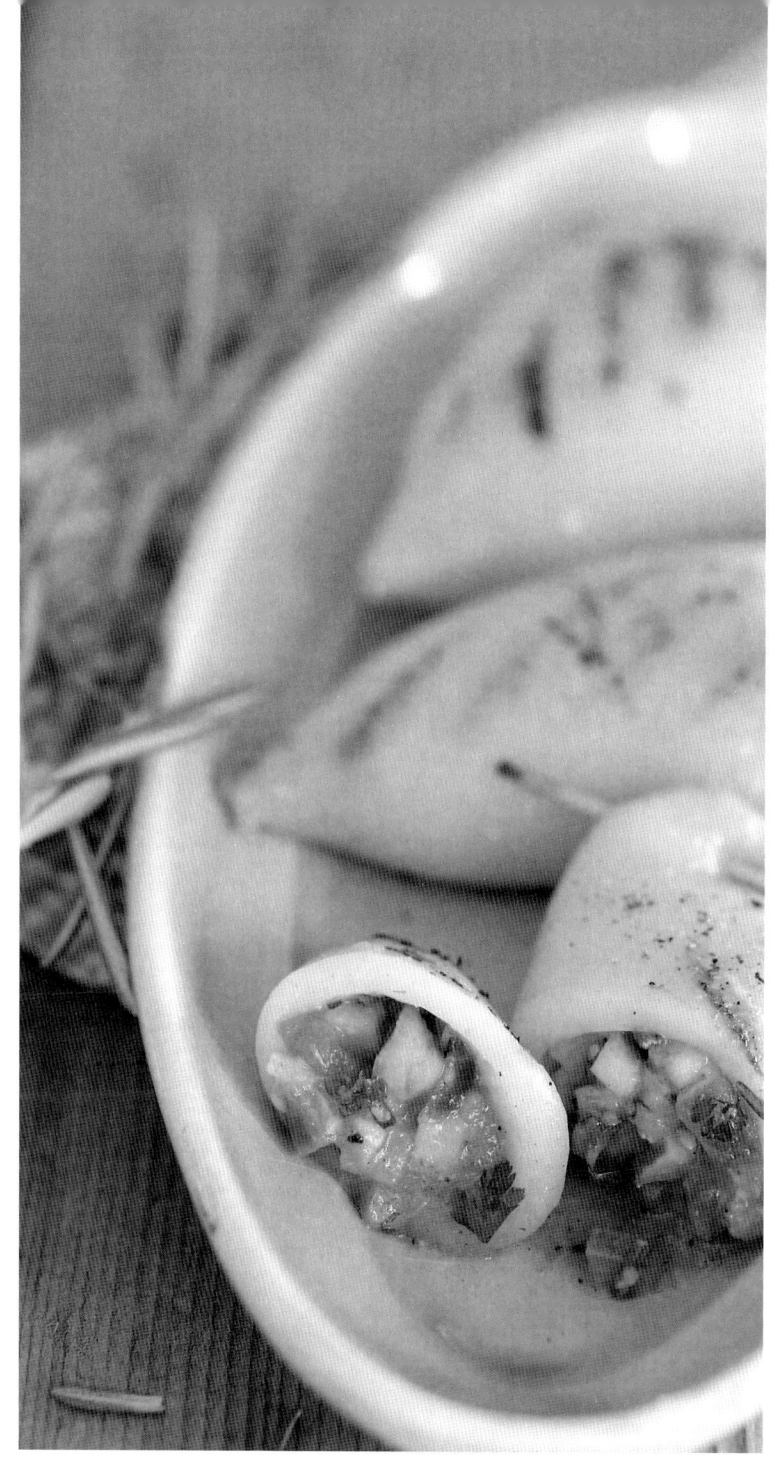

Schinken-Tomaten-Frittata

Dies ist eine Abwandlung des italienischen Omeletts von Seite 71.

- 1 Knoblauchzehe, gewürfelt
- 2 Esslöffel (30 ml) Kokosöl
- 4 Eier, leicht geschlagen
- ½ Tasse Schinken, gewürfelt
- ¾ Teelöffel Salz
- 1 Prise schwarzer Pfeffer
- 1 Teelöffel Basilikum
- 2 Esslöffel geraspelter, frischer Parmesankäse
- 1 mittelgroße Tomate, gehackt
- 1 Esslöffel (15 ml) Olivenöl extra vergine

Den Knoblauch bei mittlerer Hitze in einer Pfanne 1–2 Minuten im Kokosöl schwenken, bis er leicht gebräunt ist. Eier, Schinken, Gewürze, Käse und Tomaten in einer Schüssel miteinander vermischen. Olivenöl zu dem Knoblauch in die Pfanne geben. Die Eimischung in die heiße Pfanne gießen. Ohne zu rühren circa 4 Minuten braten, bis die Masse von unten gebräunt und oben gerade fest ist. In Viertel schneiden, wenden und die andere Seite 2–3 Minuten bräunen. Ergibt zwei Frittata.

Kohlenhydrate: 3,5 Gramm pro Portion.

Einfaches Soufflé

Soufflés sind mit Omeletts vergleichbar. Diese Version wird zunächst auf der Herdplatte wie ein Omelett zubereitet, zum Schluss aber in den Backofen geschoben, wo das Soufflé seine besonderen Geschmack und seine einzigartige Konsistenz erhält. Die Eier sollten Zimmertemperatur haben, dadurch bekommen sie mehr Volumen. Wichtig ist, eine herd- und ofenfeste Pfanne zu verwenden.

- 4 Eier, Eigelb und Eiweiß getrennt
- ¼ Teelöffel Salz
- 1 Prise schwarzer Pfeffer
- 2 Esslöffel (30 ml) Kokosöl

Den Backofen auf 175 °C vorheizen. Eigelb mit Salz und Pfeffer leicht mit einer Gabel schlagen. In einer separaten Schüssel das Eiweiß steif schlagen. Ein Viertel der Eiweißmasse vorsichtig unter das Eigelb heben. Dann die restliche Eiweißmasse vorsichtig unter die Eigelbmasse heben. Nicht zu stark rühren. Das Öl in einer ofenfesten Pfanne auf der Herdplatte erhitzen. Die Eiermischung in die heiße Pfanne gießen und 1 Minute braten. Dann die Pfanne in den Backofen schieben und ohne Deckel circa 15 Minuten backen, bis das Soufflé aufgegangen und goldbraun ist. Aus dem Backofen nehmen, mit einem Pfannenwender in zwei Hälften teilen und servieren. Ergibt zwei Portionen.

Kohlenhydrate: 1,2 Gramm pro Portion.

Gambas in scharfer Sauce

- 32 Gambas mit Schale
- 100 ml trockener Weißwein
- grobes Meersalz und schwarzer Pfeffer aus der Mühle

Für die Marinade:

- 2 Knoblauchzehen
- 20 g frischer Ingwer
- 2 rote Chilischoten
- ½ Bund glatte Petersilie (oder Kerbel)
- 4 Esslöffel Krebsbutter (aus dem Asialaden)
- 2 Teelöffel rote Currypaste
- 2 Esslöffel Sojasauce
- ½ Teelöffel Cayennepfeffer

Die Gambas mit Schale an der Rückenseite leicht einschneiden, um den schwarzen Faden (Darm) zu entfernen. Die Gambas mit dem Weißwein etwa 8 Minuten marinieren.

Den Knoblauch abziehen und zerdrücken. Den Ingwer schälen und klein würfeln. Die Chilischoten waschen, vierteln, entkernen und klein würfeln. Die Petersilie waschen, trocken tupfen, die Blättchen abzupfen und klein hacken. Die Krebsbutter schmelzen, den Knoblauch und die Chilischoten etwa 1 Minute darin braten. Danach von der Kochplatte nehmen und mit Petersilie, Currypaste, Sojasauce und dem Cayennepfeffer verrühren. Die Marinade zu den Gambas hinzugeben, gut miteinander vermengen und abgedeckt etwa 1 Stunde kühl stellen.

Den Grill vorheizen. Die Gambas aus der Marinade nehmen, gut abtropfen lassen und von jeder Seite über direkter starker Hitze etwa 4–5 Minuten grillen (oder in etwas heißem Öl in einer Pfanne braten). Nach Geschmack mit Salz und Pfeffer würzen.

Kohlenhydrate: 4 Gramm pro Portion.

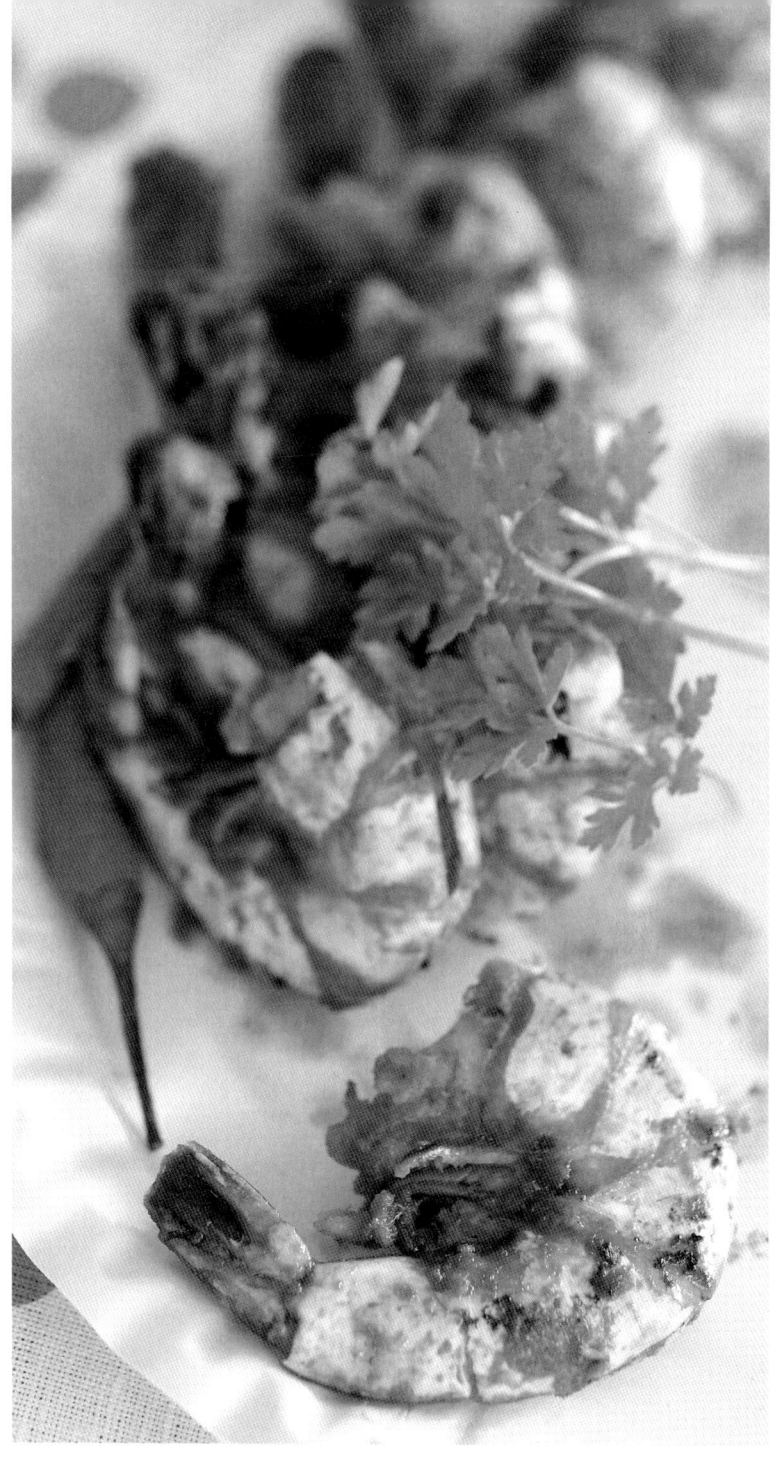

Ricottaklößchen mit Spinat

- 700 g frischer Blattspinat
- 200 g Ricotta
- 30 g Haferkleie
- 80 g geriebener Parmesan
- 2 Eiweiß
- 2 Teelöffel Johannisbrotkernmehl
- 1 mittelgroße Zwiebel
- 2 Knoblauchzehen
- 1 Esslöffel Olivenöl
- 20 g Butter
- Salz und Pfeffer
- Dämpfeinsatz

240 g Spinat verlesen und gründlich waschen. Tropfnass mit etwas Salz in einen Topf geben und zusammenfallen lassen. In einem Sieb abtropfen lassen. Sehr gut ausdrücken und den Spinat fein hacken. Mit Ricotta, Haferkleie, Salz, Pfeffer und 40 g Parmesan gut verrühren.

Die Eiweiße steif schlagen und unter den Ricottateig ziehen. 2 gehäufte TL Johannisbrotkernmehl gleichmäßig darüberstäuben und mit einem Schneebesen behutsam unterziehen. In einem Topf mit Dämpfeinsatz – diesen aber noch nicht einhängen – 500 ml Wasser zum Kochen bringen. Mit angefeuchteten Händen 6 Klößchen gleicher Größe formen und in den Dämpfeinsatz des Topfs setzen. Bei schwacher bis mittlerer Hitze und geschlossenem Deckel 30 Minuten im Wasserdampf garen.

Nach 20 Minuten Garzeit die Zwiebel und den Knoblauch abziehen und fein würfeln. Den übrigen Spinat verlesen und gut waschen. Tropfnass mit etwas Salz in einen Topf geben und zusammenfallen lassen. In einem Sieb abtropfen lassen. Gut ausdrücken und den Spinat hacken. Das Öl in einer beschichteten Pfanne erhitzen. Die Zwiebel und den Knoblauch darin glasig dünsten. Den Spinat unterrühren und mit Salz und Pfeffer abschmecken. Die Butter in einem kleinen Topf schmelzen. Den Spinat auf zwei Teller verteilen. Die Ricottaklößchen darauf anrichten und mit je 20 g Parmesan bestreuen. Die geschmolzene Butter über die Klöße löffeln.

Kohlenhydrate: 11 Gramm pro Portion.

Käsesoufflé

Bei diesem Rezept bereiten Sie zuerst eine Käsesauce zu, die dann mit dem Eiweiß vermischt wird. Verwenden Sie eine Pfanne, die herdplatten- und ofenfest ist.

- 2 Esslöffel (30 ml) Butter
- ½ Tasse (120 ml) Sahne
- 1 ¼ Tassen (150 g) scharfer Cheddar-Käse, gerieben
- 3 Eier, Eigelb und Eiweiß getrennt
- ¼ Teelöffel Salz
- 1 Prise schwarzer Pfeffer
- 2 Esslöffel (30 ml) Kokosöl

Butter bei milder Hitze in einem Stieltopf schmelzen. Sahne und Käse hinzufügen, rühren, bis der Käse geschmolzen ist. Eigelb mit Salz und Pfeffer leicht mit einer Gabel schlagen. Etwa ¼ Tasse (60 ml) heiße Käsesauce mit dem Eigelb vermischen. Dann die Eigelbmischung sofort in die Käsesauce rühren. Die Sauce bei niedriger Hitze unter ständigem Rühren 1–2 Minuten kochen. Von der Herdplatte nehmen und auf Zimmertemperatur abkühlen lassen. Unterdessen den Backofen auf 175 °C vorheizen. In einer separaten Schüssel das Eiweiß steif schlagen. Ein Viertel des Eiweißes vorsichtig unter die Sauce heben. Dann die restliche Eiweißmasse vorsichtig unterheben. Nicht zu kräftig rühren, sonst wird Ihr Soufflé nicht aufgehen.

Das Kokosöl in einer ofenfesten Pfanne auf der Herdplatte erhitzen. Die Eiermasse in die heiße Pfanne gießen und 1 Minute braten. Dann die Pfanne in den Backofen schieben und ohne Deckel circa 18–20 Minuten backen, bis das Soufflé aufgegangen und schön gebräunt ist. Aus dem Backofen nehmen, mit einem Pfannenwender in zwei Hälften teilen und servieren. Ergibt zwei Portionen.

Kohlenhydrate: 3,2 Gramm pro Portion.

Variationen: Das Käsesoufflé nach der Anleitung vorbereiten, aber bevor Sie die Käsesauce abkühlen lassen, mischen Sie eine der folgenden Zutaten unter: gekochten Schinken oder Wurst, knusprigen, zerkleinerten Speck, gehackte sautierte Hühnchenleber, fein gehackten, scharf gewürzten Schinken, fein gehackte, sautierte Pilze, gehackten, gebratenen Fisch oder gebratene Meeresfrüchte, gehacktes, gekochtes Gemüse (Paprika, Spargel, Spinat, Brokkoli, Blumenkohl, Kohl, Rosenkohl oder Zwiebeln). Verwenden Sie jeweils ¼ bis ½ Tasse (25–50 g) dieser Zutaten und berücksichtigen Sie sie bei den Kohlenhydraten.

Eier Foo Young

Dieses Eiergericht ist eine interessante Abwechslung zum traditionellen Omelett oder Soufflé.

- 2 Esslöffel (30 ml) Kokosöl
- 2 Eier
- ½ Tasse (60 g) gebratenes Fleisch (Huhn, Schwein oder Garnelen)
- 1 mittelgroßer Champignon, in Scheiben geschnitten
- ½ Tasse (50 g) Bohnensprossen
- 1 Frühlingszwiebel, gehackt
- ¼ Tasse (25 g) fein geschnittener Chinakohl (oder Weißkohl)
- 2 Teelöffel (10 ml) Fischsauce

Das Kokosöl in einer Pfanne erhitzen. Die Eier in einer Schüssel schlagen. Die restlichen Zutaten unterrühren. Die Mischung in die heiße Pfanne gießen, abdecken, braten, bis die Eier fest sind, einmal wenden, um beide Seiten goldbraun zu braten. Von der Herdplatte nehmen und servieren. Ergibt zwei Portionen.

Kohlenhydrate: 2,4 Gramm pro Portion.

Spiegelei mit Schinken und weißer Sauce

- 1 Essloffel (15 ml) Kokosöl
- 1 Ei
- 80–140 g geschnittener Schinken
- ¼ Tasse (60 ml) weiße Sauce (siehe Rezept auf Seite 61)

Öl in einer Pfanne erhitzen. Ei und Schinken bis zur gewünschten Konsistenz braten. Das Ei auf dem Schinken auf einem Teller anrichten und mit weißer Sauce übergießen. Ergibt eine Portion.

Kohlenhydrate: 1,5 Gramm pro Portion.

Gefüllte Eier

Gefüllte Eier können im Voraus zubereitet und als Mittagessen für unterwegs oder als Zwischenmahlzeit gegessen werden. Zusammen mit einem kleinen Salat oder anderem rohem Gemüse sind sie eine komplette Mahlzeit.

- 6 hart gekochte Eier, geschält und längs halbiert
- ¼ Tasse (60 ml) Mayonnaise
- 2 Teelöffel (10 ml) Zitronensaft
- 1 Teelöffel (5 ml) Dijon-Senf
- 1 Teelöffel Zwiebelwürfel
- 1 Teelöffel (5 ml) Worcestersauce
- 1 Prise weißer Pfeffer

Zur Dekoration:
- Petersilie, Brunnenkresse, Estragon, Dill oder Kerbel
- Paprikastreifen
- grüne Olive, in Scheiben geschnitten
- Kapern
- gerollte Sardellenfilets
- Paprikapulver

Die Eigelbe gut zerdrücken, mit den restlichen Zutaten vermischen, in die Eiweißhälften füllen und mindestens ½ Stunde kühlen. Falls gewünscht mit Garnituren versehen und servieren. Ergibt 12 Portionen.

Kohlenhydrate: 0,5 Gramm pro Portion.

Lachssteak mit Mangoldgewürzbutter

- ½ Zitrone
- 4 Lachssteaks mit Haut (à 200 g)
- 2 Esslöffel Kokosöl

Für die Butter:

- 4 kleine Blätter Mangold (oder 60 g Mangold tiefgefroren)
- 125 g weiche Butter
- 2 Teelöffel Worcestersauce
- ½ Teelöffel Salz
- ½ Teelöffel weißer Pfeffer
- 4 Prisen Muskatnuss

Außerdem:

- Frischhaltefolie
- Alufolie

Die Mangoldblätter waschen, trocknen und klein hacken, dann mit den Mangoldblättern, der weichen Butter und den restlichen Zutaten vermischen. Die Gewürzbutter 5 Minuten erkalten lassen und anschließend zu einer 15 cm langen Rolle formen. In Frischhaltefolie verpacken und etwa 3 Stunden im Tiefkühlfach fest werden lassen.

Die Zitrone auspressen. Die Lachssteaks kalt abbrausen, trocken tupfen, mit dem Zitronensaft marinieren und etwa 2 Stunden kühl stellen.

Den Grill oder Backofen vorheizen. Die Lachssteaks mit dem Öl bestreichen, von jeder Seite über direkter starker Hitze etwa 4–5 Minuten oder in etwas heißem Fett in einer Pfanne braten. Danach in Alufolie wickeln und etwa 5 Minuten garziehen lassen. Danach vom Grill nehmen und in eingewickelter Alufolie für 5 Minuten garziehen lassen. Die Gewürzbutter aus dem Tiefkühlfach nehmen und die Folie entfernen. Aus der Rolle 8–12 fingerdicke Scheiben schneiden, über die gegrillten Lachssteaks legen und servieren.

Kohlenhydrate: 1 Gramm pro Portion.

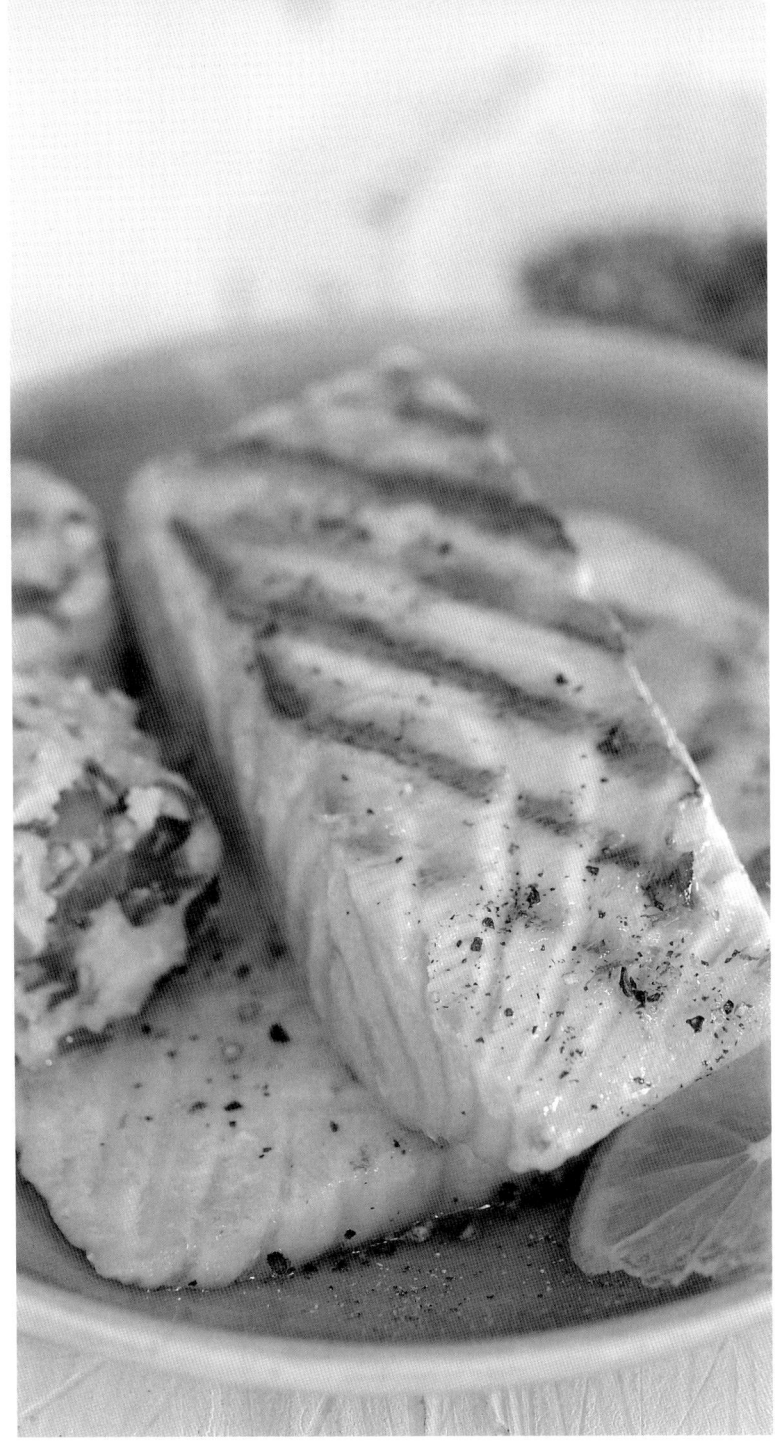

Mediterranes Gemüse

- je 1 rote und gelbe Paprikaschote
- ½ Zucchino
- ½ Aubergine
- 200 g kleine Champignons
- 50 g schwarze steinlose Oliven
- 2 Esslöffel Kokosöl

Für die Marinade:
- 1 Esslöffel frisch gehackter Rosmarin
- 1 Esslöffel frisch gehackter Thymian
- 1 Esslöffel frisch gehackter Oregano
- 1 Esslöffel frisch gehacktes Basilikum
- 2 Esslöffel Aceto balsamico
- 4 Esslöffel Kokosöl
- 4 Esslöffel Oliven
- grobes Meersalz und schwarzer Pfeffer aus der Mühle

Das Gemüse waschen und abtrocknen. Die Pilze putzen. Die Paprikaschoten in 1 cm dicke Stücke schneiden. Den Zucchino in 1 cm dicke Scheiben schneiden. Die Auberginen halbieren und in 1 cm dicke Stücke schneiden.

Für die Marinade die Kräuter mit Essig und Olivenöl vermischen. Das Gemüse, die Champignons und die Oliven etwa 1 Stunde marinieren.

Das Gemüse abtropfen lassen. In dem Kokosöl in einer Pfanne bei mittlerer Hitze braten.

Kurz vor dem Servieren mit Balsamicoessig beträufeln und mit Salz und Pfeffer würzen.

Kohlenhydrate: 7 Gramm pro Portion.

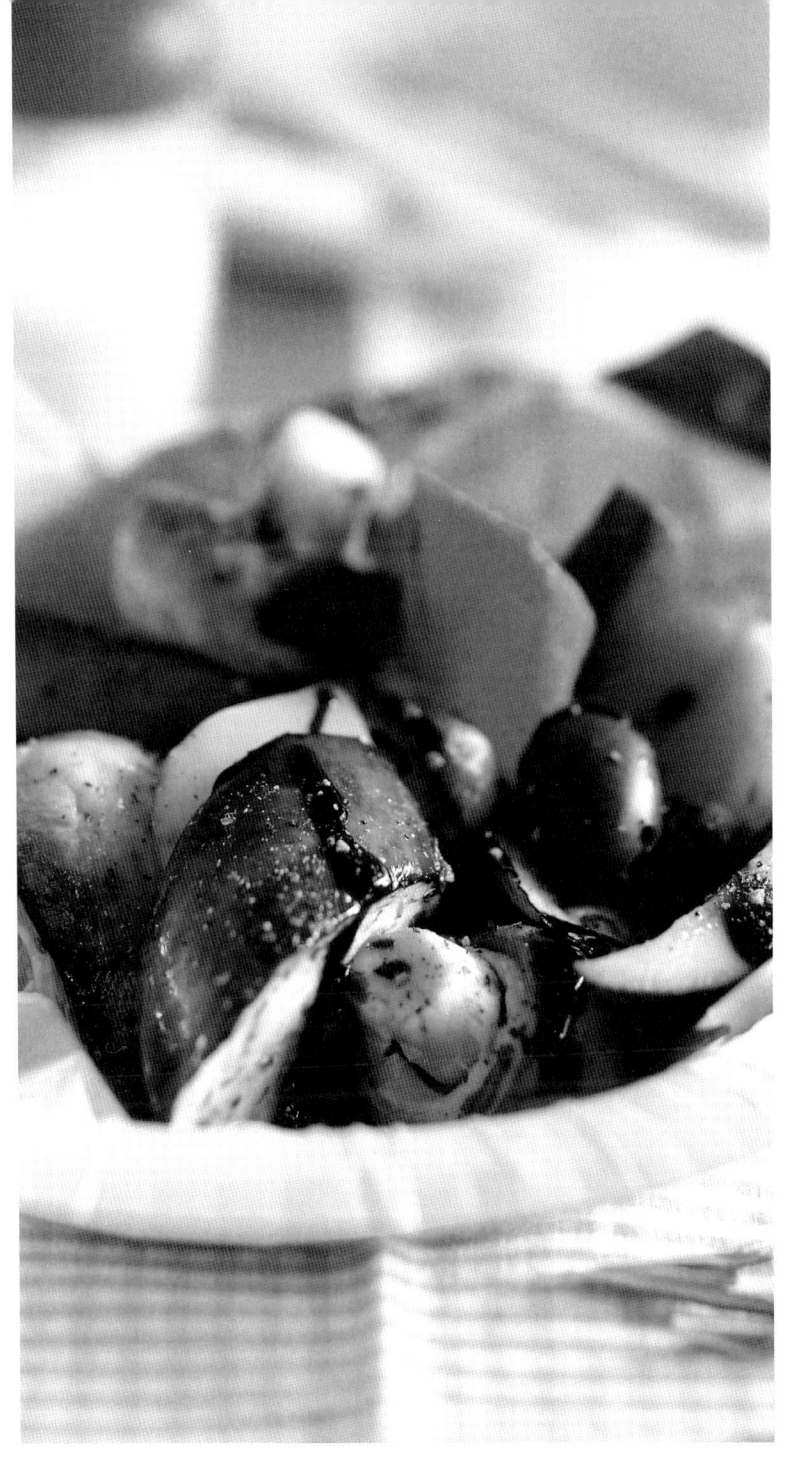

Zucchinivergnügen

Die Eier in diesem Rezept mögen nach einem guten Frühstück klingen, das Gericht eignet sich aber ebenso zum Abendessen.

- 2 Esslöffel (30 ml) Kokosöl (bei Bedarf mehr)
- 4 Eier
- 1 kleiner Zucchino, in Scheiben geschnitten
- ½ Tasse (50 g) Zwiebeln, gehackt
- ¼ Tasse (25 g) Paprika, gehackt
- 2 Esslöffel (12 g) Peperoni (optional)
- ½ Tasse (60 g) Käse, gerieben
- ½ Tasse (50 g) Tomaten, gewürfelt
- Salz und Pfeffer nach Geschmack

Öl in einer Pfanne erhitzen und das ganze Gemüse, außer den Tomaten, leicht sautieren. Die Eier in einer Schüssel schlagen und über das Gemüse in der Pfanne gießen. Abdecken und circa 5 Minuten braten, bis die Eier etwa halb fest geworden sind. Deckel abnehmen, Käse darüber streuen, abdecken und braten, bis der Käse geschmolzen und die Eier ganz fest geworden sind. Deckel abnehmen, gewürfelte Tomaten darüber streuen, abdecken und die Herdplatte ausschalten. 1-2 Minuten stehen lassen, sodass die Tomatenstückchen warm werden, ohne gekocht zu werden. Ergibt zwei Portionen.

Kohlenhydrate: 9,4 Gramm pro Portion.

Bratwurst und Kohl

- 2 Esslöffel (30 ml) Kokosöl (bei Bedarf mehr)
- 1 Bratwurst
- ¼ Tasse (25 g) Zwiebeln, gehackt
- ¼ Tasse (25 g) Paprika, gehackt
- 1 ½ Tassen (125 g) Kohl, gehackt
- Salz und schwarzer Pfeffer nach Geschmack

Das Kokosöl in einer Pfanne erhitzen. Bratwurst, Zwiebeln und Paprika hinzugeben. Sautieren, bis das Gemüse bissfest und zart und die Bratwurst leicht gebräunt ist. Den Kohl unterrühren, abdecken und braten, bis er zart ist. Salz und schwarzer Pfeffer zum Abschmecken dazugeben und servieren. Bratfett über das Gemüse gießen. Ergibt eine Portion.

Kohlenhydrate: 9,2 Gramm pro Portion.

Fleisch-Käse-Röllchen

Diese Röllchen können im Voraus vorbereitet werden und sind ein ausgezeichnetes Mittagessen für unterwegs. Sie eignen sich auch als schmackhafte Zwischenmahlzeiten oder als schnelles Frühstück.

- 1 Scheibe Fleisch (30 g)
- 1 Scheibe Käse (30 g)

Sie können fast alle dünn geschnittenen Fleisch- (Schinken, Rindfleisch, Corned Beef, Hühnchen, Pute) und Käsesorten (Cheddar, Colby, Edamer, Monterey Jack, Schweizer, Mozzarella) verwenden. Für das »Basisröllchen« legen Sie einfach eine dünne Käsescheibe auf eine dünne Fleischscheibe und rollen beides auf, essen und genießen.

Kohlenhydrate: ca. 0,5 Gramm pro Röllchen, abhängig von der gewählten Käsesorte.

Variationen: Sie können weitere Zutaten mit einwickeln, um eine Vielzahl verschiedener Röllchen zu kreieren. Verwenden Sie eine oder mehrere der folgenden Beigaben: Senf, Mayonnaise, Sprossen, Rahmkäse, Guacamole (Avocadodip), Avocado, Essiggurke, gehackte Eier, Gurke, Sauerkraut, Paprika oder Peperoni, Frühlingszwiebeln und Sprossen mit Vinaigrettedressing (siehe Dressingrezepte auf Seite 52).

Schweinekoteletts und grüne Bohnen

- 2 Esslöffel (30 ml) Kokosöl (bei Bedarf mehr)
- 2 Schweinekoteletts
- ½ Tasse (50 g) Zwiebeln, gehackt
- 3 Tassen (300 g) grüne Bohnen
- 4 Champignons, in Scheiben geschnitten
- Salz und schwarzer Pfeffer nach Geschmack

Das Kokosöl in einer Pfanne erhitzen. Die Schweinekoteletts dazugeben und braten, bis sie auf einer Seite gebräunt sind. Die Koteletts wenden und die Zwiebeln sowie die grünen Bohnen dazugeben. Abdecken und braten, bis die Koteletts auf der zweiten Seite gebräunt sind und das Gemüse zart ist. Die Pilze unterrühren und circa 2 Minuten braten, bis sie zart sind. Die Pfanne von der Herdplatte nehmen. Salz und Pfeffer dazugeben und servieren. Bratfett über das Gemüse gießen. Ergibt zwei Portionen.

Kohlenhydrate: 10,5 Gramm pro Portion.

Süßscharfe Kürbis-Avocado-Spieße

- 1 Hokkaidokürbis (oder Butter-/Butternutkürbis)
- 2 Avocados (fest)

Für die Marinade:

- ½ Bund frischer Koriander
- 5 Esslöffel Kokosöl
- 2 Esslöffel Limettensaft
- 1 Teelöffel frisch geriebener Ingwer
- 2 Esslöffel Sweet Chili Sauce
- etwas Salz

Außerdem:

- 8 Schaschlikspieße (ca. 10 Minuten in kaltem Wasser eingeweicht)

Den Hokkaidokürbis gut abwaschen, den Butterkürbis schälen, halbieren, entkernen und in 2 cm dicke Würfel schneiden. Die Avocados halbieren, vom Kern befreien, schälen und in 2 cm dicke Würfel schneiden. Abwechselnd auf die Spieße stecken.

Den Koriander waschen, trocken tupfen, die Blättchen abzupfen und fein hacken. Zusammen mit dem Kokosöl, Limettensaft, Ingwer, süßer Chilisauce und etwas Salz mischen und den Kürbis etwa 1 Stunde darin marinieren.

Den Grill oder Backofen vorheizen. Die Spieße über direkter mittlerer Hitze etwa 12 Minuten grillen oder im Backofen braten. Gelegentlich wenden und mit der Marinade bestreichen.

Kohlenhydrate: 10 Gramm pro Portion.

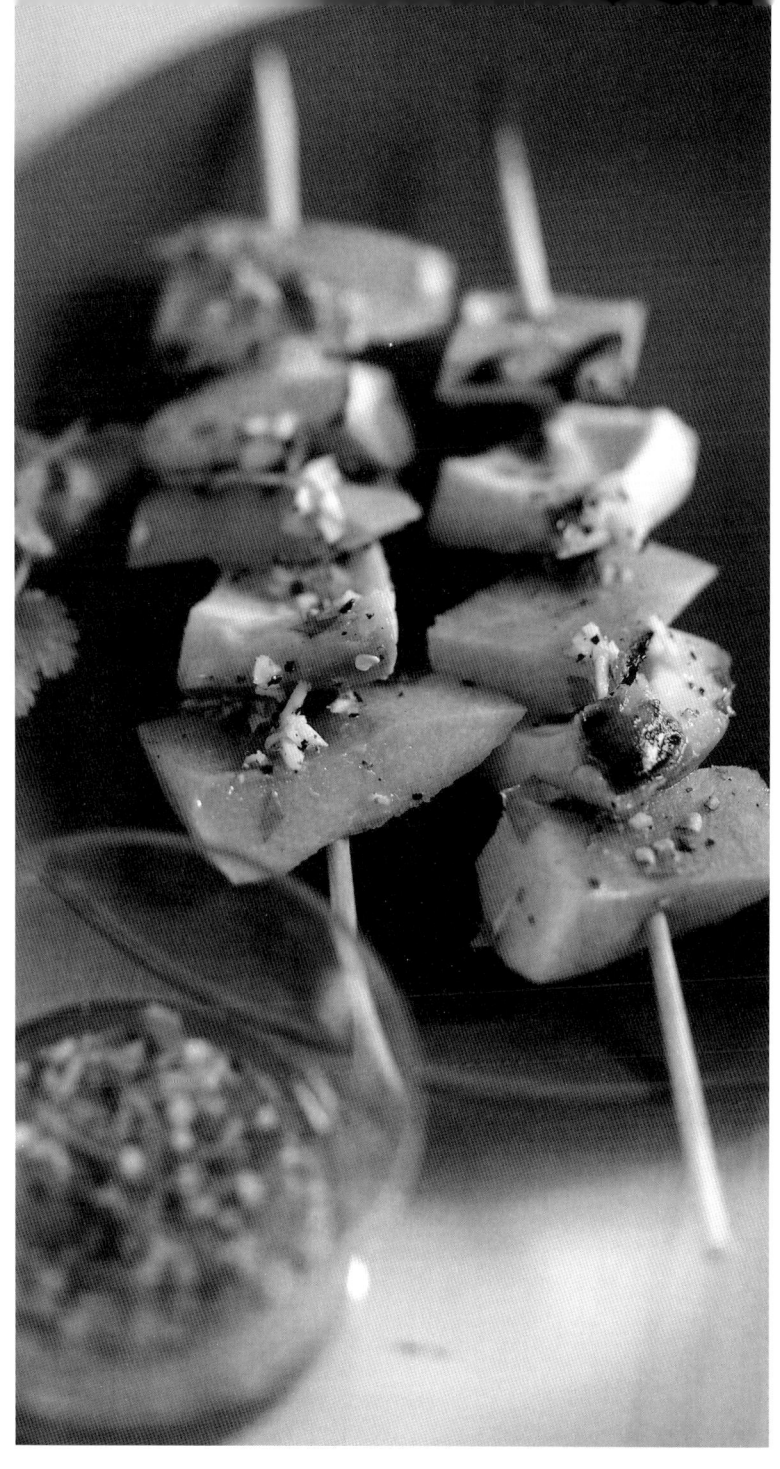

Hamburgerbratling mit Pilzen und Zwiebeln

Das Rinderhackfleisch wird als Bratling mit Champignons und Zwiebeln gegart. Schmeckt fantastisch mit weißer Sauce (siehe Saucenrezepte auf Seite 60).

- 1 Esslöffel (15 ml) Kokosöl (bei Bedarf mehr)
- 450 g Rinderhackfleisch
- 230 g Champignons, in Scheiben geschnitten
- 1 mittelgroße Zwiebel, in Ringe geschnitten
- Salz und schwarzer Pfeffer nach Geschmack

Das Öl in einer Pfanne erhitzen. Das Rinderhackfleisch in vier Bratlinge teilen und diese in die heiße Pfanne legen. Die Zwiebeln dazugeben. Das Fleisch braten, bis es auf einer Seite gebräunt ist, dann wenden. Pilze dazugeben und weiter braten, bis die zweite Seite der Bratlinge gebräunt ist und die Pilze zart sind. Mit Salz und Pfeffer abschmecken. Das Bratfett über Fleisch und Gemüse gießen. Eine Portion besteht aus zwei Bratlingen und der Hälfte des Gemüses.

Kohlenhydrate: 7,2 Gramm pro Portion.

Variation: Weiße Sauce über Fleisch und Gemüse gießen und servieren.

Hähnchen mit Brokkoli

- 2 Esslöffel (30 ml) Kokosöl (bei Bedarf mehr)
- 450 g Hähnchenteile (Brust oder Schenkel)
- 3 Tassen (200 g) Brokkoli, in Röschen geteilt
- Salz und schwarzer Pfeffer nach Geschmack

Öl bei mittlerer Hitze in einer großen Pfanne erhitzen. Die Hähnchenteile mit der Hautseite nach unten in die heiße Pfanne geben, abdecken und 20–25 Minuten braten. Hähnchenteile wenden, abdecken und 15 Minuten weiter braten. Brokkoli dazugeben, abdecken und circa 10 Minuten garen, bis das Gemüse zart und das Hähnchen ganz gebraten ist. Mit Salz und Pfeffer würzen. Bratfett über den Brokkoli gießen. Hähnchen und Brokkoli in zwei Portionen teilen.

Kohlenhydrate: 5,4 Gramm pro Portion.

Lammkoteletts und Spargel

- 2 Esslöffel (30 ml) Kokosöl (bei Bedarf mehr)
- 2 Lammkoteletts (alternativ Schweinekoteletts oder -steaks)
- 4 Tassen (400 g) Spargel
- Salz und schwarzer Pfeffer nach Geschmack

Öl in einer Pfanne erhitzen, Koteletts dazugeben, abdecken und braten, bis eine Seite gebräunt ist. Koteletts wenden und den Spargel dazugeben, abdecken und braten, bis der Spargel weich und die Koteletts durchgebraten sind. Von der Herdplatte nehmen, salzen und pfeffern. Das Bratfett über den Spargel gießen. Ergibt zwei Portionen.

Kohlenhydrate: 4,8 Gramm pro Portion.

Variation: Weiße Sauce (siehe Saucenrezepte auf Seite 60) über das Gemüse gießen.

Hähnchen-Gemüse-Pfanne

- 2 Esslöffel (30 ml) Kokosöl (bei Bedarf mehr)
- 450 g Hähnchen, in mundgerechte Stücke geschnitten
- ½ Tasse (50 g) Zwiebeln, gehackt
- ½ Tasse (50 g) Kaiserschoten, halbiert
- ½ (50 g) Bok Choi [Senfkohl], gehackt
- ½ (50 g) Tasse Paprika, gehackt
- 4 Champignons, in Scheiben geschnitten
- 1 Tasse (100 g) Bohnensprossen
- ½ Tasse (50 g) Bambussprossen
- 1–3 Teelöffel (5–15 ml) Reisessig
- Salz nach Geschmack

Das Kokosöl in einer Pfanne erhitzen. Hähnchenstücke und Gemüse sautieren, bis das Gemüse zart und das Fleisch durch ist. Herdplatte ausschalten, Reisessig zugeben und salzen. Ergibt zwei Portionen.

Kohlenhydrate: 10,2 Gramm pro Portion.

Hamburger im Salatblatt

- 4 große Salatblätter
- 2 Gewürzgurken
- 2 Tomaten
- 500 g Hackfleisch (halb und halb)
- 1 Esslöffel gehackte glatte Petersilie
- ½ Teelöffel grobes Meersalz
- ½ Teelöffel Cayennepfeffer
- 2 Esslöffel Kokosöl
- 4 Scheiben Mozzarella (oder anderer schmelzender Käse)
- 4 Esslöffel Gewürzketchup
- 4 Teelöffel Röstzwiebeln

Den Grill vorheizen. Die Salatblätter waschen, trocken tupfen und zur Seite legen. Die Gewürzgurken abtropfen lassen und in dünne Scheibchen schneiden. Die Tomaten waschen, den Stielansatz keilförmig entfernen und in Scheiben schneiden.

Das Hackfleisch mit der Petersilie, Salz und Pfeffer würzen und vermengen. Aus der Hackmasse 4 gleich große 2 cm dicke Frikadellen formen. Die Frikadellen und den Grillrost mit Öl einpinseln.

Die Frikadellen von jeder Seite über direkter starker Hitze 4–5 Minuten grillen (oder in der Pfanne braten). 1 Minute bevor die Frikadellen gar sind, den Käse drauflegen. Den Deckel schließen, bis der Käse geschmolzen ist.

Frikadellen jeweils auf ein Salatblatt legen. Den Ketchup über den zerlaufenen Käse streichen. Die Gewürzgurken, die Tomaten und die Röstzwiebeln darauf geben. Je einen Burger in einem Salatblatt einwickeln.

Kohlenhydrate: 7 Gramm pro Portion, je nach verwendeter Käsesorte.

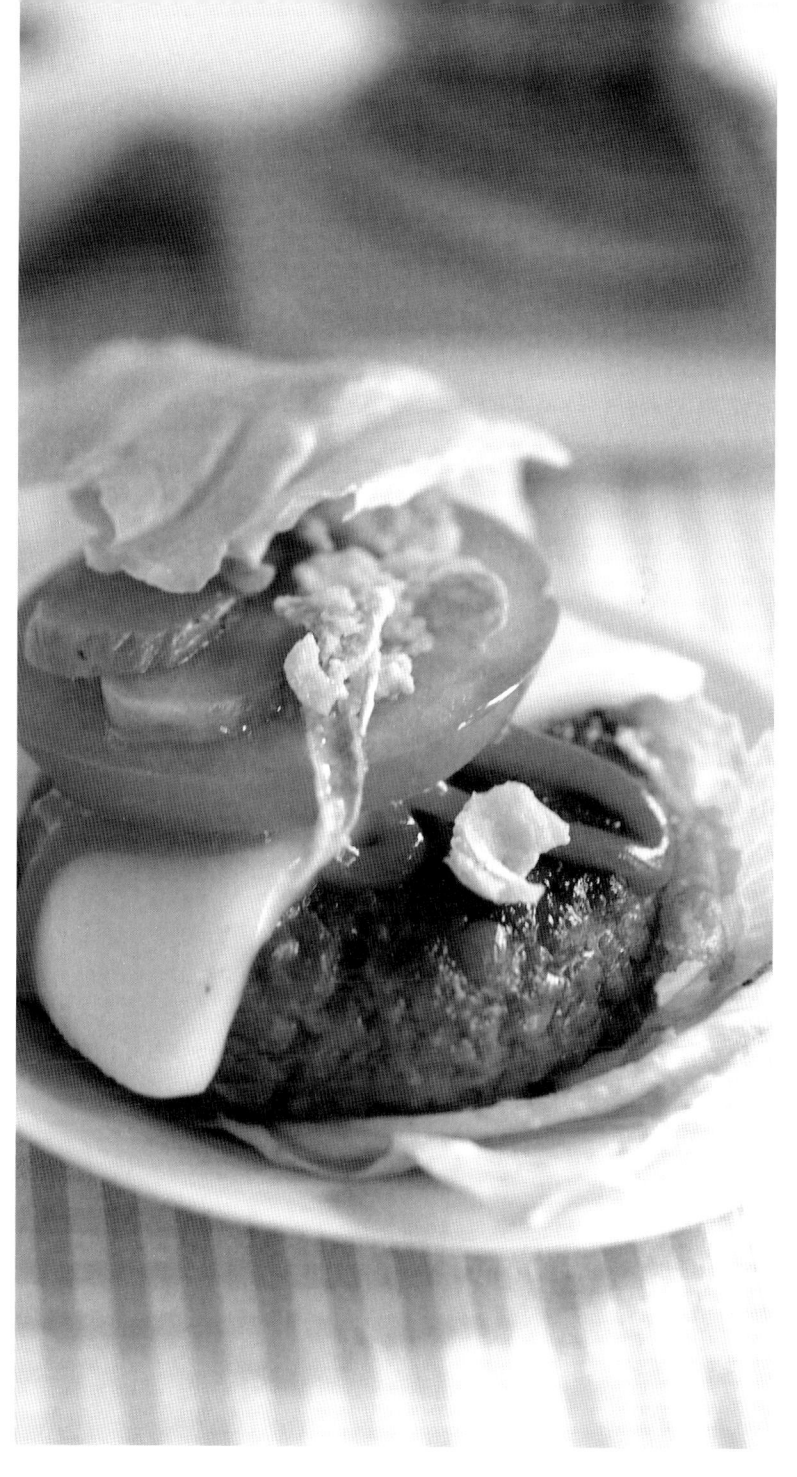

Gefüllte Paprikaschoten

- 1 Paprika
- 450 g Rinderhackfleisch
- ¼ Tasse (25 g) Zwiebeln, gewürfelt
- 2 Champignons, gehackt
- 1 Esslöffel (15 ml) Salsa [Würzsauce]
- 1 Prise Salz
- 115 g Cheddar-Käse

Den Backofen auf 175 °C vorheizen. Die Paprika längs halbieren und das Kerngehäuse entfernen. Die Paprikahälften beiseite legen. Das Rinderhackfleisch mit Zwiebeln, Pilzen, Salsa und Salz vermischen. Die Hälfte der Mischung jeweils in eine Paprikahälfte füllen. Die gefüllten Schoten in einer ofenfesten Form oder auf einem Backblech in den Backofen schieben. 40 Minuten backen. Den Käse jeweils zur Hälfte auf die Paprikaschoten geben. Weitere 10 Minuten backen. Aus dem Backofen nehmen, etwas abkühlen lassen und genießen. Ergibt zwei Portionen. Mit einem Salat oder mit frischem Gemüse als Beilage servieren.

Kohlenhydrate: 6 Gramm pro Portion.

Seezungenfilet in Kokosmilch

- 2 Esslöffel (30 ml) Kokosöl (bei Bedarf mehr)
- ½ mittelgroße Zwiebel, gehackt
- ½ Tasse Paprika, gehackt
- 2 Tassen (200 g) Blumenkohl, gehackt
- 2 Knoblauchzehen, gehackt
- 4 Seezungenfilets (oder andere Fischfilets)
- 1 Teelöffel Garam Masala
- ¾ Tasse (180 ml) Kokosmilch
- Salz und schwarzer Pfeffer nach Geschmack

Wenn Sie kein Garam Masala haben, können Sie auch Currypulver verwenden. Kokosöl in einer Pfanne erhitzen und Zwiebeln, Paprika, Blumenkohl und Knoblauch darin sautieren, bis sie zart sind. Das Gemüse an den Pfannenrand schieben und die Seezunge hineinlegen. Garam Masala mit der Kokosmilch verrühren und in die Pfanne geben. Abdecken und circa 8 Minuten sanft köcheln lassen. Salz und Pfeffer zufügen. Ergibt vier Portionen.

Kohlenhydrate: 5,4 Gramm pro Portion.

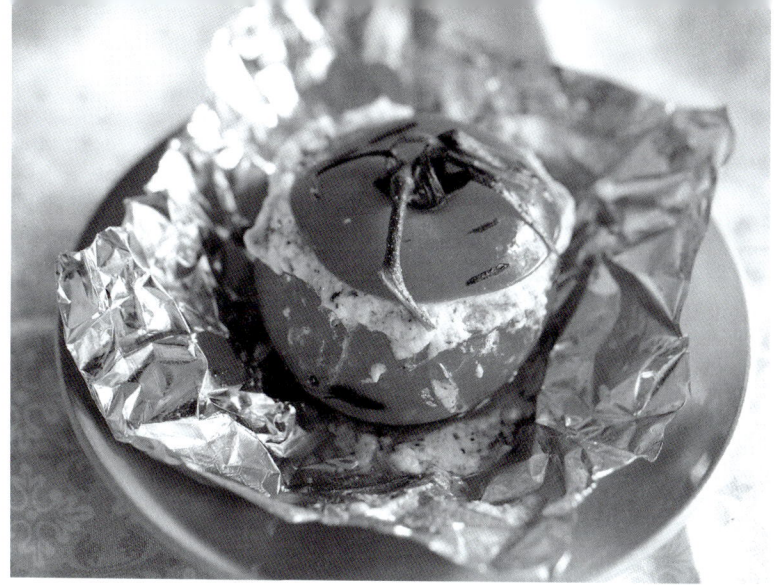

Grilltomate gefüllt mit Fetacreme

- 4 große Fleischtomaten

Für die Füllung:
- 150 g Feta
- 1 Zweig Thymian
- 1 Zweig Rosmarin
- 3 Esslöffel Kokos- oder Olivenöl
- grobes Meersalz und schwarzer Pfeffer aus der Mühle

Außerdem:
- Alufolie

Die Tomaten waschen und den Strunk entfernen, einen Deckel abschneiden und das Innere mit einem Teelöffel aushöhlen.

Den Feta zerbröseln. Den Thymian und den Rosmarin waschen, trocken tupfen, die Blättchen abzupfen und fein hacken. Den Feta, die Gewürze und 1 Esslöffel Öl zu einer Creme vermischen. Mit Salz und Pfeffer abschmecken.

Den Grill oder Backofen vorheizen. Die Tomaten jeweils mit der Fetacreme füllen, den Deckel wieder daraufsetzen und die Alufolie mit dem Öl einpinseln. Die Tomaten in die Alufolie wickeln, fest verschließen und über direkter starker Hitze für ca. 10 Minuten grillen oder im Backofen braten.

Kohlenhydrate: 2 Gramm pro Portion.

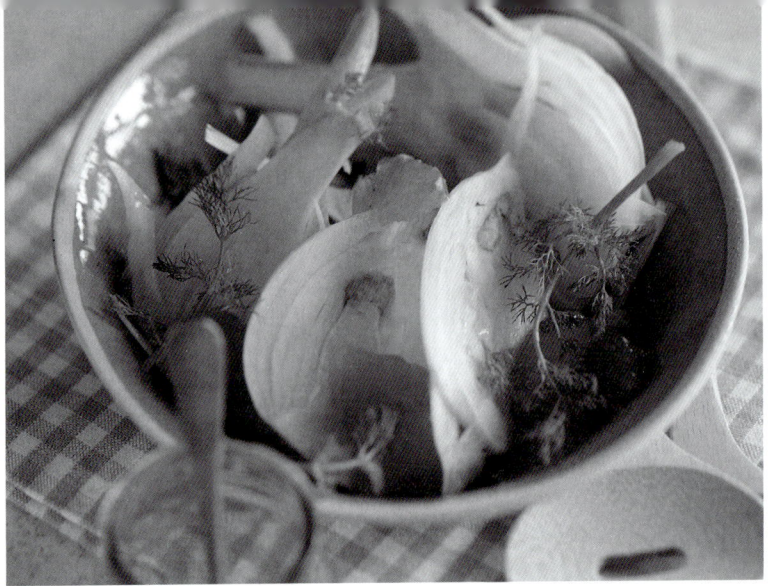

Fenchel-Grapefruit-Salat

- 3 kleine Fenchelknollen
- 1 rosa Grapefruit

Für das Dressing:
- 2 Esslöffel Aceto balsamico bianco
- 1 Esslöffel Orangensaft
- ½ Teelöffel Dijon-Senf
- 2 Esslöffel Kokos- oder Olivenöl
- Salz und schwarzer Pfeffer

Die Stängel und das Blattgrün vom Fenchel abschneiden. Die Fenchelknollen waschen und der Länge nach in Scheiben schneiden. Die Grapefruit mitsamt der weißen Haut schälen. Die Fruchtspalten lösen und in Würfel schneiden. Mit den Fenchelstreifen und den Grapefruitfilets locker mischen.

Essig, Orangensaft und Senf verquirlen. Das Öl unterschlagen. Unter den Salat heben und mit Salz und Pfeffer abschmecken.

Kohlenhydrate: 7 Gramm pro Portion.

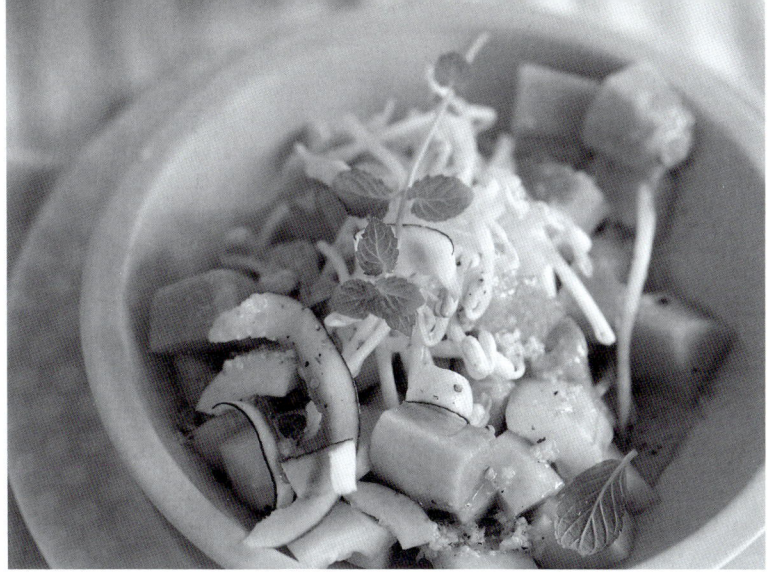

Papaya-Gurken-Salat mit Kokosraspeln

- 300 g Papaya
- 300 g Salatgurke
- 30 g Sprossen (z. B. Mungobohnensprossen)
- 2 Esslöffel Kokosraspel

Für das Dressing:
- 1 Limette
- 1 Teelöffel frisch geriebener Ingwer
- 6 Minzeblättchen
- 2 Esslöffel Kokosöl
- 2 Esslöffel Orangensaft
- Salz und weißer Pfeffer

Die Papaya schälen, halbieren und die Kerne mit einem Teelöffel herausschaben. Das Fruchtfleisch in mundgerechte Stücke schneiden. Die Gurke schälen, halbieren, aushöhlen und in mundgerechte Würfel schneiden. Die Sprossen kalt abbrausen, abtropfen lassen. Papaya, Gurke und die Sprossen mischen. In einer beschichteten Pfanne die Kokosraspel ohne Fett rösten, bis sie goldbraun sind. Die Limette auspressen. Die Minze waschen, trocken tupfen, die Blättchen abzupfen und fein schneiden. Alles vermengen und mit dem Sesamöl und dem Orangensaft im Vinaigretteshaker schütteln. Das Dressing über den Salat träufeln. Nach Geschmack mit etwas Salz und Pfeffer würzen. Mit den Kokosraspeln bestreuen.

Kohlenhydrate: 4 Gramm pro Portion.

Mediterrane Rippchen

- 2 kg Schälrippchen vom Schwein

Für die Gewürzmischung:
- 2 Knoblauchzehen
- 1 Zweig Thymian
- 1 Zweig Rosmarin
- 1 unbehandelte Zitrone
- 2 Teelöffel Fenchelsamen
- 2 Teelöffel getrockneter Oregano
- 1 Teelöffel grobes Meersalz
- 1 Teelöffel frisch gemahlener schwarzer Pfeffer

Außerdem:
- Frischhaltefolie

Die Rippchen mit kaltem Wasser abspülen und trocken tupfen.

Den Knoblauch abziehen und fein hacken. Den Thymian und den Rosmarin waschen und trocken tupfen, die Blättchen abzupfen und hacken. Die Zitronen heiß waschen, trocken tupfen und mit einem Zestenreißer abreiben. Zitronenabrieb, Fenchelsamen, Oregano, Knoblauch, Thymian, Rosmarin, Salz und Pfeffer gut vermischen.

Die Rippchen mit der Gewürzmischung einreiben, in Frischhaltefolie einschlagen und zugedeckt mindestens 2 Stunden kühl stellen.

Den Grill oder den Backofen auf 110 °C (Umluft 100 °C) vorheizen. Die Rippchen aus der Folie nehmen und im geschlossenen Grill bei indirekter niedriger (110 °C) Hitze oder im Backofen 4–5 Stunden garen, bis das Fleisch weich ist und sich leicht vom Knochen lösen lässt.

Danach die Rippchen über direkter mittlerer Hitze mit der Knochenseite nach unten zunächst 6 Minuten grillen oder im Backofen braten, wenden und weitere 10 Minuten auf der Fleischseite zu Ende garen.

Kohlenhydrate: 3 Gramm pro Portion.

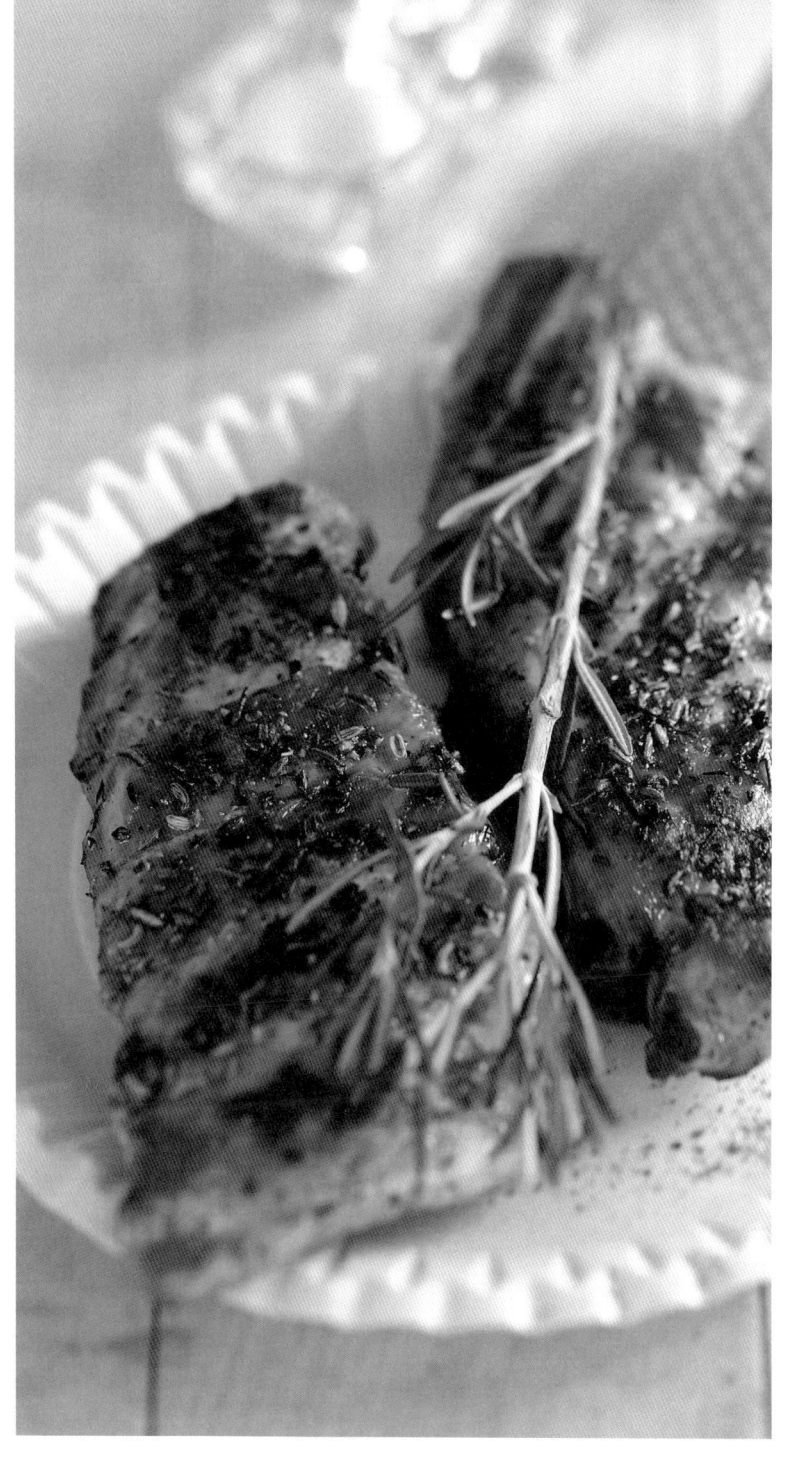

Kohlenhydrattabellen

	Menge	KH (in g)
Gemüse, Kartoffeln, Hülsenfrüchte		
Alfalfasprossen	1 Tasse	0,4
Artischocke, gekocht	1 mittelgroß	6,5
Aubergine, roh	1 Tasse	3,0
Avocado	1 Stück	3,5
Bambussprossen, Dose	1 Tasse	2,4
Blattkohl, gekocht	1 Tasse	4,2
Blumenkohl		
▪ gekocht	1 Tasse	1,6
▪ roh, zerkleinert	1 Tasse	2,8
Bohnen, gekocht		
▪ grüne	1 Tasse	4,1
▪ Kidney-	1 Tasse	27,0
▪ Lima-	1 Tasse	24,0
▪ schwarz	1 Tasse	26,0
▪ Soja-	1 Tasse	6,8
▪ Wachs-	1 Tasse	4,0
▪ Wachtel- (Pintobohnen)	1 Tasse	30,0
▪ weiß	1 Tasse	34,0
▪ Yam- (Jicama), roh	1 Tasse	5,0
Bohnensprossen (Mungbohnen)		
▪ gekocht	1 Tasse	4,2
▪ roh	1 Tasse	4,4
Bok Choi (Senfkohl)		
▪ gekocht	1 Tasse	1,4
▪ roh	1 Tasse	0,8

	Menge	KH (in g)
Brokkoli, roh, zerkleinert	1 Tasse	3,6
Brunnenkresse, roh, gehackt	1 Tasse	0,2
Endivie, roh	1 Tasse	0,7
Erbsen, gekocht		
▪ grün	1 Tasse	7,0
▪ Schäl-	1 Tasse	25,0
▪ Zucker-	1 Tasse	7,0
Grünkohl, gerupft		
▪ gekocht	1 Tasse	3,2
▪ roh	1 Tasse	2,2
Gurke, in Scheiben geschnitten		
▪ roh, mit Schale	1 Tasse	3,2
▪ roh, geschält	1 Tasse	1,8
Karotten		
▪ gekocht, geschnitten	1 Tasse	11,2
▪ roh, ganz	1 mittelgroß	5,1
▪ roh, geraspelt	1 Tasse	8,0
▪ Saft	1 Tasse	18,0
Kartoffeln		
▪ gebacken	1 klein (140 g)	26,0
▪ gebacken	1 mittelgroß (175 g)	33,0
▪ gebacken	1 groß (300 g)	57,0
▪ püriert, mit Milch	1 Tasse	31,0
▪ Rösti	1 Tasse	30,0
Kichererbsen	1 Tasse	32,0
Knoblauch, roh	1 Zehe	0,9
Kohlrabi		
▪ gekocht, geschnitten	1 Tasse	9,0
▪ roh, geschnitten	1 Tasse	3,5
Kohlrübe (Steckrübe)	1 Tasse	12,0
Kürbis (Speisekürbis)		
▪ Butternuss-, gebacken	1 Tasse	21,4

	Menge	KH (in g)
▪ Crookneck-, roh, geschnitten	1 Tasse	2,8
▪ Eichel-, gebacken	1 Tasse	20,8
▪ Hubbard-, gebacken	1 Tasse	22,0
▪ Riesen-, Dose	1 Tasse	12,7
▪ Sommer-, roh, geschnitten	1 Tasse	5,0
▪ Spaghetti-, gebacken	1 Tasse	7,8
Krauskohl		
▪ gekocht, zerkleinert	1 Tasse	4,7
▪ roh, zerkleinert	1 Tasse	5,4
Lauch		
▪ gekocht	1 Tasse	6,8
▪ roh	1 Tasse	11,0
Linsen	1 Tasse	24,0
Mangold		
▪ gekocht	1 Tasse	3,4
▪ roh	1 Tasse	0,7
Okraschoten, roh	1 Tasse	4,6
Paprika		
▪ Jalapeno-, Dose	1 Schote	0,4
▪ Paprikaschote, roh	1 Tasse	4,4
▪ Paprikaschote, roh	1 mittelgroß	5,3
▪ Chilischote, scharf, rot	1 Tasse	5,5
Pastinaken, roh, geschnitten	1 Tasse	17,4
Petersilie, roh, gehackt	1 EL	0,1
Pilze (Champignons)		
▪ gekocht	1 Tasse	4,8
▪ roh, geschnitten	1 Tasse	2,4
▪ roh	1 Pilz	0,4
Radieschen, roh	1 mittelgroß	0,1
Rettich, weiß, geschnitten	1 Tasse	2,0
Rhabarber	1 Tasse	3,4

	Menge	KH (in g)
Rosenkohl		
▪ gekocht	1 Tasse	7,0
▪ roh	1 Tasse	4,6
Rote Bete		
▪ Scheiben, roh	1 Tasse	9,3
▪ Blätter, gekocht	1 Tasse	2,6
Rotkohl, gerupft		
▪ gekocht	1 Tasse	4,0
▪ roh	1 Tasse	2,8
Rucola	1 Tasse	0,4
Salat		
▪ Blatt-	1 Tasse	0,6
▪ Eisberg-	1 Blatt	0,1
▪ Kopf-	1 Blatt	0,1
Sauerkraut	1 Tasse	2,4
Schalotten	1 EL	1,4
Schnittlauch, fein geschnitten	1 EL	< 0,1
Spargel		
▪ Dose	1 Tasse	2,2
▪ roh	1 Tasse	2,4
▪ roh	12,5 cm Stange	0,2
Speiserübe		
▪ roh, gewürfelt	1 Tasse	6,0
▪ Blätter, roh	1 Tasse	1,4
Spinat		
▪ gefroren, gekocht	1 Tasse	4,6
▪ roh	1 Tasse	0,4
Staudensellerie		
▪ roh, ganz	20 cm	0,8
▪ roh, gewürfelt	1 Tasse	1,8

	Menge	KH (in g)
Süßkartoffeln		
▪ gebacken	1 klein (60 g)	10,4
▪ gebacken	1 mittelgroß (115 g)	19,8
▪ gebacken	1 groß (180 g)	31,4
Taro		
▪ Wurzel, gekocht, geschnitten	1 Tasse	39,0
▪ Blätter, gedünstet	1 Tasse	3,0
Tofu	½ Tasse	2,5
Tomaten		
▪ Cherry- (Kirschtomaten)	1 mittelgroß (17 g)	0,5
▪ gekocht	1 Tasse	7,9
▪ italienisch	1 mittelgroß (62 g)	1,7
▪ roh	1 klein (90 g)	2,4
▪ roh	1 mittelgroß (120 g)	3,3
▪ roh	1 groß (180 g)	4,9
▪ roh, in Scheiben geschnitten	0,6 cm dick	0,6
▪ roh, klein geschnitten	1 Tasse	4,8
▪ Tomatenmark	½ Tasse	19,0
▪ Tomatensaft	1 Tasse	8,0
▪ Tomatensauce	½ Tasse	7,0
Topinambur, roh	1 Tasse	23,0
Wasserkastanien	1 Tasse	14
Wirsing, gerupft		
▪ gekocht	1 Tasse	3,8
▪ roh	1 Tasse	2,0
Yamswurzel, gebacken	1 Tasse	32,2
Zucchini, roh, geschnitten	1 Tasse	2,2
Zwiebel		
▪ roh, ganz, mittelgroß	6,25 cm Ø	9,6
▪ roh, gehackt	1 EL	0,9
▪ roh, gehackt	1 Tasse	14,0
▪ roh, Scheibe	0,6 cm dick	3,3

	Menge	KH (in g)
Obst		
Äpfel		
■ Mus, ungesüßt	1 Tasse	25,0
■ roh	1 Stück	18,0
■ Saft	1 Tasse	29,0
Ananas		
■ Dose, ungesüßt	1 Tasse	35,0
■ frisch, gewürfelt	1 Tasse	17,2
Aprikosen		
■ Dose, gezuckert	1 Tasse	51,0
■ roh	1 Stück	3,1
Bananen	1 Stück	24,0
Birnen		
■ Hälften, Dose	1 Tasse	15,1
■ frisch	1 Stück	20,0
■ frisch, geschnitten	1 Tasse	20,5
Boysenbeeren, gefroren	1 Tasse	9,1
Brombeeren	1 Tasse	7,1
Cantaloupe-Melone		
■ Würfel	1 Tasse	12,8
■ klein	1 Stück (11 cm Ø)	34,8
■ mittelgroß	1 Stück (12,5 cm Ø)	43,6
■ groß	1 Stück (16 cm Ø)	64,3
Datteln		
■ ganz, ohne Kerne	1 Stück	5,2
■ klein geschnitten	1 Tasse	98,5
Erdbeeren		
■ ganz	1 klein	0,4
■ ganz	1 mittelgroß	0,7
■ ganz	1 groß	1,0
■ geschnitten	1 Tasse	9,5
■ Hälften	1 Tasse	8,7

	Menge	KH (in g)
Feigen	1 Stück	10,5
Grapefruit	1 halbe	8,6
Heidelbeeren	1 Tasse	17,5
Himbeeren	1 Tasse	6,0
Holunderbeeren	1 Tasse	16,4
Honigmelone		
▪ klein	1 Stück (13 cm Ø)	83,0
▪ groß	1 Stück (15–17 cm Ø)	106,3
▪ Kugeln	1 Tasse	14,7
Kakifrucht	1 Stück	8,4
Kirschen, süß	10 Stück	9,7
Kiwi	1 Stück	8,7
Kochbananen, gekocht	1 Tasse	44,4
Limone		
▪ ganz	1 Stück	3,2
▪ Saft	1 EL	1,3
Loganbeeren, gefroren	1 Tasse	11,7
Mandarinorangen		
▪ Dose, in Saft	1 Tasse	22,0
▪ Dose, leicht gezuckert	1 Tasse	39,2
Mango	1 Stück	31,5
Maulbeeren	1 Tasse	11,2
Nektarinen	1 Stück	13,0
Oliven, schwarz		
▪ groß	1 Stück	0,2
▪ Jumbo	1 Stück	0,3
Orangen		
▪ ganz	1 Stück	12,0
▪ Saft, frisch	1 Tasse	25,0
▪ Saft, gefroren, Konzentrat	1 Tasse	27,0
Papaya	1 Stück	24,3

	Menge	KH (in g)
Pfirsiche		
▪ ganz	1 Stück	8,0
▪ geschnitten	1 Tasse	14,2
▪ Dose, leicht gezuckert	½ Frucht	16,2
Pflaumen		
▪ ganz	1 Stück	7,6
▪ getrocknet	1 Stück	4,7
▪ Saft	1 Tasse	42,2
Preiselbeeren	1 Tasse	11,6
▪ Sauce, ganze Beeren, Dose	1 Tasse	102,0
Rosinen	1 Tasse	109,0
Stachelbeeren	1 Tasse	8,8
Tangerinen	1 Stück	7,5
Wassermelone		
▪ geschnitten	2,5 cm	33,0
▪ Kugeln	1 Tasse	11,1
Weintrauben		
▪ American (Erdbeertrauben)	1 Stück	0,4
▪ Thompson, kernlos	1 Stück	0,9
▪ Saft, aus der Dose	1 Tasse	37,0
▪ Saft, gefroren, Konzentrat	1 Tasse	31,0
Zitronen		
▪ ganz	1 Stück	3,8
▪ Saft	1 EL	1,3

	Menge	KH (in g)
Nüsse und Samen		
Cashewnüsse		
▪ Cashewbutter	1 EL	4,1
▪ ganz	18 Nüsse (28 g)	8,4
▪ ganz	1 Stück	0,5
▪ Hälften und ganz	1 Tasse (136 g)	40,7
Erdnüsse		
▪ Erdnussbutter	1 EL	2,1
▪ frisch	1 Tasse	11,1
▪ trocken, geröstet	1 Tasse	19,5
▪ trocken, geröstet	30 Nüsse	3,8
Haselnüsse		
▪ ganz	10 Nüsse	0,9
▪ ganz	1 Stück	0,1
▪ ganz	1 Tasse	9,4
Kokosnuss		
▪ frisch	1 St. 2,5 x 2,5 cm	2,7
▪ frisch, zerkleinert	1 Tasse	5,0
▪ getrocknet, gesüßt	1 Tasse	40,2
▪ getrocknet, ungesüßt	1 Tasse	7,0
▪ Kokosmilch, Dose	1 Tasse	6,6
▪ Kokoswasser	1 Tasse	6,3
Kürbiskerne		
▪ ganz	10 Kerne	1,8
▪ ganz	1 Tasse	22,5
Macadamianüsse		
▪ ganz	7 Nüsse	1,5
▪ ganz	1 Stück	0,2
▪ ganz oder Hälften	1 Tasse	7,0

	Menge	KH (in g)
Mandeln		
■ ganz	1 Stück	0,1
■ ganz	22 Kerne (28 g)	2,2
■ Mandelblättchen	1 Tasse	7,2
■ Mandelbutter	1 EL	2,8
■ Mandelsplitter	1 Tasse	8,6
Paranüsse	7 Stück	1,4
Pekannüsse		
■ gehackt	1 Tasse	4,7
■ Hälften	20 Hälften	1,2
■ Hälften	1 Tasse	4,3
Pinienkerne		
■ ganz	10 Kerne	0,1
■ ganz	1 Tasse	12,7
Pistazien		
■ ganz	1 Stück	0,1
■ ganz	49 Kerne	5,0
■ ganz	1 Tasse	21,4
Sesamsaat		
■ ganz	1 EL	1,0
■ Sesambutter (Tahini)	1 EL	2,5
Sojanüsse (geröstete Bohnen)	1 Tasse	42,3
Sonnenblumenkerne	1 EL	1,0
Walnüsse		
■ englisch, gehackt	1 Tasse	8,4
■ englisch, Hälften	10 Hälften	1,4
■ schwarz, gehackt	1 EL	0,3
■ schwarz, gehackt	1 Tasse	3,9

	Menge	KH (in g)
Körner und Mehle		
Amaranth		
▪ Körner	1 Tasse	99,4
▪ Mehl	1 Tasse	108,4
Buchweizen		
▪ Körner, geröstet	1 Tasse	34,2
▪ Mehl	1 Tasse	72,8
Gerste		
▪ geperlt, gekocht	1 Tasse	36,4
▪ Mehl	1 Tasse	95,4
Hafer		
▪ Kleie, gekocht	1 Tasse	19,3
▪ Kleie, trocken	1 Tasse	47,7
▪ Mehl, gekocht	1 Tasse	21,3
▪ Mehl, trocken	1 Tasse	46,4
Hirse, gekocht	1 Tasse	25,8
Mais		
▪ ganzes Korn	1 Tasse	25,1
▪ Grütze, gekocht mit Wasser	1 Tasse	30,5
▪ Grütze, trocken	1 Tasse	121,7
▪ Kolben, groß	19,4–22,5 cm lang	23,3
▪ Kolben, klein	13,7–16,2 cm lang	11,9
▪ Kolben, mittelgroß	16,9–18,7 cm lang	14,7
▪ Mehl, trocken	1 Tasse	84,9
▪ Stärke	1 EL	7,0
▪ Popcorn, Heißluft	1 Tasse	5,0
Pfeilwurzmehl	1 EL	6,8
Quinoa, gekocht	1 Tasse	43,0

	Menge	KH (in g)
Reis		
■ braun, gekocht	1 Tasse	41,3
■ braun, Mehl	1 EL	7,1
■ Instant-, gekocht	1 Tasse	40,4
■ weiß, gekocht	1 Tasse	43,9
■ weiß, Mehl	1 EL	7,7
■ wild, gekocht	1 Tasse	32,0
Roggenmehl, dunkel	1 Tasse	59,2
Sojamehl	1 Tasse	21,6
Tapioka, geperlt, trocken	1 EL	8,3
Weizen		
■ Grieß	1 Tasse	115,6
■ Grütze, gekocht	1 Tasse	25,6
■ Kleie	1 EL	0,8
■ Vollkorn-	1 Tasse	72,4
■ Vollkorn-	1 EL	4,5
■ Weißmehl	1 Tasse	92,0
■ Weißmehl	1 EL	5,8
Brot und Backwaren		
Bagel		
■ Weißmehl-	1 Stück (105 g)	57,0
■ Vollkorn-	1 Stück (128 g)	64,0
Brot		
■ Brötchen/Kaiserbrötchen	1 Brötchen	28,7
■ Hamburgerbrötchen	1 Brötchen	20,4
■ Hot-Dog-Brötchen	1 Brötchen	20,4
■ Roggen-	1 Scheibe	13,0
■ Rosinen-	1 Scheibe	12,5
■ Vollkornweizen-	1 Scheibe	10,7
Cracker		
■ Käse-	1 Stück (2,5 cm^2)	0,6
■ Mehrkorn-	1 Stück	2,0
■ gesalzen	1 Stück	2,2

	Menge	KH (in g)
Muffins	1 Stück	24,0
Pfannkuchen	1 Stück (10 cm Ø)	13,4
Pita		
▪ Vollkorn-	1 Stück	30,5
▪ Weißmehl-	1 Stück	32,0
Tortilla		
▪ Maismehl-	1 Stück (15 cm)	11,0
▪ Weizenmehl-	1 Stück (20 cm)	22,0
▪ Weizenmehl-	1 Stück (26 cm)	33,8
Wonton-Taschen	1 Stück (8,75 cm)	4,5
Pasta		
Makkaroni, gekocht		
▪ Weißmehl-	1 Tasse	37,9
▪ Vollkorn-	1 Tasse	33,3
▪ Maismehl-	1 Tasse	32,4
Nudeln, gekocht		
▪ Buchweizen-	1 Tasse	37,7
▪ Eier-	1 Tasse	38,0
▪ Glas- (Mungbohnen)	1 Tasse	38,8
▪ Reis-	1 Tasse	42,0
Spaghetti, gekocht		
▪ Maismehl-	1 Tasse	32,4
▪ Vollkorn-	1 Tasse	30,9
▪ Weißmehl-	1 Tasse	37,3

	Menge	KH (in g)
Milchprodukte		
Butter	1 EL	0
Buttermilch	1 Tasse	11,7
Joghurt		
▪ Frucht-, fettarm	1 Tasse	43,0
▪ natur, fettfrei	1 Tasse	18,9
▪ natur, Vollmilch	1 Tasse	12,0
▪ Vanille, fettarm	1 Tasse	31,0
Käse (Hartkäse)		
▪ Amerikanischer, geschnitten	28 g	0,4
▪ Cheddar, geschnitten	28 g	0,4
▪ Cheddar, gerieben	1 Tasse	1,5
▪ Colby, geschnitten	28 g	0,7
▪ Colby, gerieben	1 Tasse	2,9
▪ Edamer, geschnitten	28 g	0,4
▪ Edamer, gerieben	1 Tasse	1,5
▪ Gruyère, geschnitten	28 g	0,1
▪ Gruyère, gerieben	1 Tasse	0,4
▪ Monterey, geschnitten	28 g	0,2
▪ Monterey, gerieben	1 Tasse	0,8
▪ Mozzarella, geschnitten	28 g	0,6
▪ Mozzarella, gerieben	1 Tasse	2,5
▪ Parmesan, geschnitten	28 g	0,9
▪ Parmesan, geraspelt	1 EL	0,2
▪ Parmesan, gerieben	1 EL	2,0
▪ Schweizer, geschnitten	28 g	1,5
▪ Schweizer, gerieben	1 Tasse	5,8
▪ Ziegenmilch-	28 g	0,6

	Menge	KH (in g)
Käse (Weichkäse)		
▪ Feta, zerkrümelt	28 g	1,2
▪ Feta, zerkrümelt	1 Tasse	6,1
▪ Hütten-, fettfrei	1 Tasse	9,7
▪ Hütten-, 2 % Fett	1 Tasse	8,1
▪ Münster-, geschnitten	28 g	0,3
▪ Münster-, gerieben	1 Tasse	1,2
▪ Rahm-, natur	1 EL	0,4
▪ Rahm-, fettarm	1 EL	1,1
▪ Ricotta, teilentrahmt	28 g	1,4
▪ Ricotta, teilentrahmt	1 Tasse	12,5
▪ Ricotta, Vollmilch	28 g	0,9
▪ Ricotta, Vollmilch	1 Tasse	7,4
Milch		
▪ Magermilch	1 Tasse	12,3
▪ 1 % Fett	1 Tasse	12,2
▪ 2 % Fett	1 Tasse	11,4
▪ 3,3 % Fett	1 Tasse	11,0
Sahne		
▪ Kaffee- (12,5 % Fett)	1 Tasse	10,6
▪ saure	1 EL	0,5
▪ Schlag-	1 Tasse	6,7
Sojamilch		
▪ fettarm	1 Tasse	12,0
▪ fettfrei	1 Tasse	9,5
Ziegenmilch	1 Tasse	11,0

	Menge	KH (in g)
Fleisch, Fisch und Eier		
Büffel	85 g	0
Fisch	85 g	0
Geflügel	85 g	0
Hühnerei		
▪ ganz	1 groß	0,6
▪ Eigelb	1 groß	0,3
Lamm	85 g	0
Meeresfrüchte		
▪ Austern	28 g	1,4
▪ Garnelen, gekocht	85 g	0
▪ Hummer, gekocht	85 g	1,1
▪ Jakobsmuscheln	28 g	0,5
▪ Krabben	28 g	0
▪ Miesmuscheln, gekocht	28 g	2,1
▪ Venusmuscheln, Dose	28 g	1,4
Rind	85 g	0
Schwein	85 g	0
▪ Schinken	28 g	0,7
▪ Speck, frisch	85 g	0
▪ Speck, kanadisch	2 Scheiben	1
▪ Speck, geräuchert	3 Scheiben	0,5
Wild	85 g	0
Verschiedenes		
Ahornsirup	1 EL	13,4
Backnatron	1 EL	0
Bratensauce		
▪ Dose oder Trockenmischung	½ Tasse	6,5 i.D.
Essig		
▪ Apfel-	1 EL	0
▪ Balsamico-	1 EL	2,0
▪ Reis-	1 EL	0
▪ Rotwein-	1 EL	0
▪ Weißwein-	1 EL	0

	Menge	KH (in g)
Essiggurken		
▪ Dill, geschnitten	1 EL	0,2
▪ Dill, mittelgroß	1 Stück	3,1
▪ Pickle Relish, süß	1 EL	5,3
▪ süß, mittelgroß	1 Stück	11,0
Fette und Öle	1 EL	0
Fischsauce	1 EL	0,7
Gelatine, trocken	1 Blatt	0
Honig	1 EL	17,2
Ketchup	1 EL	3,8
▪ kohlenhydratarm	1 EL	1,0
Kräuter und Gewürze	1 EL	1 i.D.
Mayonnaise	1 EL	3,5
Meerrettich, Tube oder Glas	1 EL	1,4
Melasse	1 EL	14,9
▪ schwarze Zuckerrohr-	1 EL	12,2
Pfannkuchensirup	1 EL	15,1
Salsa (würzige Sauce)	1 EL	0,8
Senf		
▪ gelb	1 EL	0,3
▪ Dijon-	1 EL	0
Sojasauce	1 EL	1,1
Tartarsauce	1 EL	2,0
Worcestersauce	1 EL	3,3
Zucker		
▪ braun	1 EL	13,0
▪ Puder-	1 EL	8,0
▪ weiß	1 EL	12,0

- ▪ 1 Esslöffel (EL) = ca. 15 ml (genau: 14,8 ml)
- ▪ 3 Teelöffel (TL) = 1 Esslöffel
- ▪ 4 Esslöffel = ¼ Tasse

- ▪ 16 Esslöffel = 1 Tasse
- ▪ 1 Tasse = ca. 240 ml (genau: 236,6 ml)
- ▪ (i.D. = im Durchschnitt)

5 Gramm Kohlenhydrate stecken in

- 150 ml Schagsahne
- 190 g Sahnequark (40 %)
- 200 g Frischkäse (Doppelrahmstufe)
- 12 Eiern (M)
- 140 g Paranüssen
- 40 g Walnüssen
- 100 g Kokosnuss
- 330 g schwarzen Oliven
- 80 g Brombeeren
- 90 g Erdbeeren
- 80 g Heidelbeeren
- 100 g Himbeeren
- 200 g Papaya
- 350 g Rhabarber
- 200 g Brokkoli
- 170 g Paprika
- 260 g Rettich
- 625 g Sauerkraut
- 800 g Spinat
- 830 g Champignons
- 16 g Cashewkernen
- 9 g Baguette
- 7 g Butterkeks
- 32 g Weintrauben
- 7 g Rosinen
- 24 g Banane
- 45 g Apfel
- 40 g Mango
- 40 g Erbsen
- 100 g Karotten
- 190 g Tomate
- 1,2 kg Avocado

Aus »Krebszellen lieben Zucker – Patienten brauchen Fett«, systemed Verlag

Mental-Status-Test

Dieser Test ist mit dem Mini-Mental-Status-Test (MMSE) vergleichbar, den Ärzte verwenden, um die kognitiven Funktionen zu bewerten. Er bietet einen schnellen und einfachen Weg, um Erinnerungsvermögen, Orientierungsvermögen, Rechenfähigkeit und sprachliche Fähigkeiten zu testen und mögliche kognitive Probleme festzustellen.

Der MMSE wird als Screeningverfahren genutzt, um kognitive Beeinträchtigungen und deren Schweregrad festzustellen, und der Test wird in periodischen Abständen wiederholt, um zu beobachten, wie die Patienten auf eine Behandlung ansprechen. Der folgende Mental-Status-Test kann zu Hause ähnlich verwendet werden. Er ist ein hilfreiches Instrument, das jeder nutzen kann, um mögliche kognitive Beeinträchtigungen zu bewerten. Der Test kann in periodischen Abständen wiederholt werden, um den kognitiven Status zu überwachen.

Lesen Sie die Fragen der zu testenden Person laut vor. Wenn Sie den Test selbst machen möchten, können Sie sich die Fragen entweder von jemandem vorlesen lassen oder Sie lesen sie selbst. Stoppen Sie nicht die Zeit, aber werten Sie das Ergebnis anschließend sofort aus. Für jede Antwort gibt es einen Punkt. Die Gesamtpunktzahl ergibt sich aus der Zahl richtiger Antworten. Maximal können 30 Punkte erzielt werden.

		Richtig	Falsch
1.	Wie alt sind Sie?	☐	☐
2.	Ihr Geburtsdatum?	☐	☐
3.	Welcher Wochentag ist heute?	☐	☐
4.	Welchen Monat haben wir?	☐	☐
5.	Welches Jahr haben wir?	☐	☐
6.	Wie lautet Ihre Adresse (Straße, Hausnummer und PLZ)?	☐	☐
7.	Wo befinden Sie sich jetzt, in welcher Wohnung oder in welchem Haus?	☐	☐
8.	In welcher Stadt sind Sie?	☐	☐
9.	In welchem Bundesland sind Sie?	☐	☐
10.	Schreiben Sie folgenden Satz: Gute Bürger tragen immer feste Schuhe. Lesen Sie den Satz noch einmal, und versuchen Sie, ihn sich zu merken.	☐	☐
11.	Lesen Sie folgende Worte langsam oder lassen Sie sie langsam von jemandem vorlesen, dann wiederholen Sie anschließend die Worte in dieser Reihenfolge: Hand, Spiegel, Apfel, Schuh.	☐	☐
12.	Schreiben Sie folgende Zahlenreihe auf ein Blatt Papier: 92537. Lesen Sie sie noch einmal, und versuchen Sie, sie sich zu merken.	☐	☐
13.	Wie heißt der derzeitige deutsche Bundeskanzler?	☐	☐
14.	Zählen Sie rückwärts von 20 bis 1.	☐	☐
15.	Buchstabieren Sie das Wort »SONNTAG« rückwärts (ohne das Wort anzusehen).	☐	☐
16.	Zeichnen Sie dieses Diagramm auf ein Blatt Papier.	☐	☐

		Richtig	Falsch
17.–20.	Sie wurden zuvor gebeten, vier Worte in der vorgegebenen Reihenfolge zu sagen, können Sie diese Worte wiederholen, ohne nachzusehen?		
	1)	☐	☐
	2)	☐	☐
	3)	☐	☐
	4)	☐	☐
21.–24.	Nennen Sie vier Obst- oder Gemüsesorten, die mit dem Anfangsbuchstaben K beginnen.		
	1)	☐	☐
	2)	☐	☐
	3)	☐	☐
	4)	☐	☐
25.–27.	Rechnen Sie die Summen folgender Gleichungen aus:		
	$14 + 17 =$	☐	☐
	$32 - 5 =$	☐	☐
	$7 + 14 - 2 =$	☐	☐
28.	Inwieweit ist ein Apfel wie ein Kohlrabi?	☐	☐
29.	Ohne nachzusehen: Schreiben Sie den Satz auf, den Sie vorher auf ein Blatt Papier geschrieben haben.	☐	☐
30.	Ohne nachzusehen: Schreiben Sie die Zahlenreihe auf, die Sie vorher aufgeschrieben haben.	☐	☐

Antworten und Auswertung

Für jede richtige Antwort gibt es einen Punkt.

1.–14. Die richtigen Antworten liegen auf der Hand.

15. GATNNOS

16. Alle zehn Winkel müssen da sein, und zwei müssen sich überschneiden.

17.–20. Hand, Spiegel, Apfel, Schuh. Für jedes erinnerte Wort erhalten Sie einen Punkt. Die Worte müssen nicht in dieser Reihenfolge genannt werden. Maximal sind vier Punkte möglich.

21.–24. Für jedes genannte Obst oder Gemüse bekommen Sie einen Punkt. Einige Möglichkeiten sind unter anderem Kohl, Karotten, Kirschen, Kakis, Kumquats, Kirschtomaten, Kohlrabi, Kohlrübe. Maximal sind vier Punkte möglich.

25.-27. Die Antworten sind 31, 27 und 19.

28. Jede sinnvolle Antwort ist zulässig. Zum Beispiel: Sie sind Pflanzen, sie sind essbar, sie wachsen, sie leben, sie passen in eine Hand und so weiter.

29. Gute Bürger tragen immer feste Schuhe.

30. Die Zahlreihe lautet 92537.

Eine Gesamtpunktzahl von 25 bis 30 gilt als normal. Jeder Wert unter 25 Punkt deutet ein gewisses Maß an kognitiver Beeinträchtigung an. Ein Wert von 21 bis 24 Punkten deutet auf eine leichte Beeinträchtigung hin, 10 bis 20 Punkte auf eine moderate Beeinträchtigung und 9 oder weniger Punkte auf eine starke Beeinträchtigung. Niedrige Werte korrelieren eng mit einer Demenz und sollten durch eine fundiertere medizinische Untersuchung bestätigt werden.

Dieser Test kann in periodischen Abständen wiederholt werden, um Veränderungen der kognitiven Funktionsfähigkeit im Laufe der Zeit zu verfolgen. Machen Sie sich keine Gedanken, wenn Sie immer wieder die gleichen Fragen beantworten. Wer kognitive Schwierigkeiten hat, wird sich wahrscheinlich nicht an die Antworten erinnern. Und jeder, der sich daran erinnern kann, wird offenkundig nicht von kognitiven Problemen geplagt.

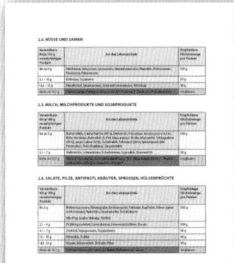
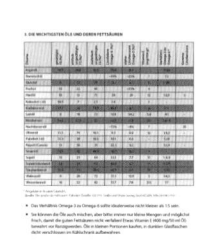
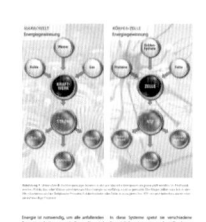
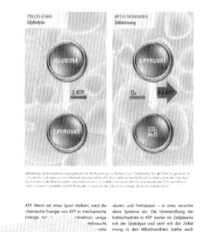

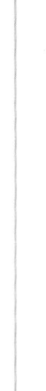

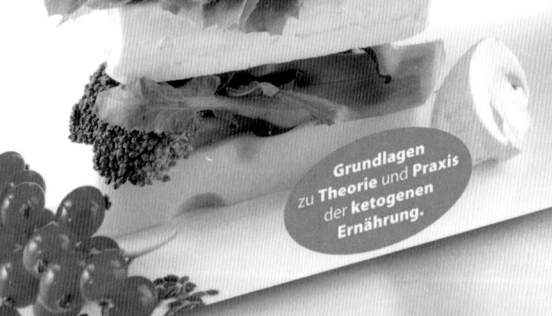

systemed

Prof. Ulrike Kämmerer
Dr. Christina Schlatterer | Dr. Gerd Knoll

Krebszellen lieben Zucker – Patienten brauchen Fett.

Gezielt essen für mehr Kraft und Lebensqualität bei Krebserkrankungen.

Grundlagen zu **Theorie** und **Praxis** der **ketogenen** Ernährung.

Prof. Ulrike Kämmerer
Dr. Christina Schlatterer | Dr. Gerd Knoll

Krebszellen lieben Zucker –
Patienten brauchen Fett.

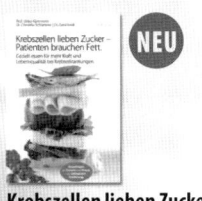

NEU

Krebszellen lieben Zucker – Patienten brauchen Fett.
Gezielt essen für mehr Kraft und Lebensqualität bei Krebserkrankungen.
Prof. Ulrike Kämmerer
Dr. Christina Schlatterer | Dr. Gerd Knoll
978-3-927372-90-0   **24,99 €**

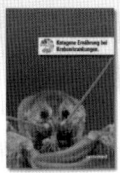

**Grundlagenbroschüre
Ketogene Ernährung bei Krebserkrankungen.**
Prof. Ulrike Kämmerer
Dr. Christina Schlatterer | Dr. Gerd Knoll
(erhältlich nur beim Verlag)   **3,50 €**

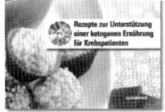

**Praxisbroschüre
Rezepte zur Unterstützung einer ketogenen Ernährung für Krebspatienten.**
Prof. Ulrike Kämmerer | Nadja Pfetzer
(erhältlich nur beim Verlag)   **6,90 €**
➡ **Paketpreis für beide: 8,90 €**

**Richtig essen gegen Krebs. Mit wenig Kohlenhydraten und vielen guten Fetten und Eiweißen.
Das neue Standardwerk zur ketogenen Ernährung bei Krebserkrankungen.**

Mit der Diagnose »Krebs« konfrontiert, suchen viele Menschen nach Möglichkeiten, wie sie selber aktiv dazu beitragen können, den Verlauf ihrer Krankheit positiv zu beeinflussen. Eine der ersten Fragen ist hier meistens: »Kann ich an meiner Ernährung etwas verbessern?« Und tatsächlich setzt sich eine grundlegende Erkenntnis im klinischen Alltag durch: Krebspatienten profitieren sichtlich von einer fettreichen, kohlenhydratreduzierten Ernährung. Denn Tumoren betreiben einen besonderen Stoffwechsel mit einem hohen Zuckerverbrauch.

Der Körper des Patienten verwertet Kohlenhydrate dagegen schlechter – er entwickelt sogar eine Insulinresistenz. Die gesunden Körperzellen brauchen nun Fett, um sich ausreichend zu ernähren. Fett, das mit einer angepassten Ernährung zur Verfügung gestellt wird.

Die Autoren gehen in diesem umfassenden Ratgeber der entscheidenden Frage nach, inwieweit eine weitere Reduktion der Kohlenhydrate in der Nahrung dem Patienten einen zusätzlichen Nutzen bringen kann.

Sie vermitteln das wissenschaftliche Fundament der ketogenen Ernährung bei Krebs und stellen die Umsetzung dieser Ernährungsform in der Praxis dar.

www.systemed.de

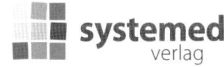

systemed verlag

LOGI-Methode

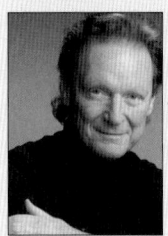

Über eine halbe Million Leser kauften LOGI-Bücher! Damit ist Dr. Nicolai Worms LOGI-Methode eine der erfolgreichsten Ernährungsratgeber-Reihen auf dem Markt.

Dr. oec. troph. Nicolai Worm ist ein im gesamten deutschen Sprachraum bekannter Ernährungswissenschaftler. Nach seinem Studium der Oecotrophologie in München und seiner Promotion an der Universität in Gießen lag sein Forschungsschwerpunkt im Bereich Ernährung und Herzinfarkt. Die Fachwelt kennt ihn u. a. für seine kritische Position in der Cholesterindiskussion und durch seine Lehrtätigkeit im Bereich Sporternährung. Nicolai Worm hat zahlreiche Bücher, Broschüren und Fachartikel verfasst und ist zusätzlich durch seine Radio- und TV-Auftritte sowie durch seine ARD-Senderreihe »Ernährungswissenschaft für den Hausgebrauch« auch dem Publikum vertraut geworden.

Seit 2009 ist er Professor an der Deutschen Hochschule für Prävention und Gesundheitsmanagement (DHPG).

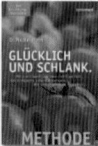

**LOGI-METHODE.
Glücklich und schlank.**
Mit viel Eiweiß und dem richtigen Fett. Das komplette LOGI-Basiswissen. Mit umfangreichem Rezeptteil.
Dr. Nicolai Worm
978-3-927372-26-9   **19,90 €**

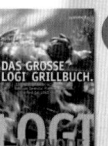

**LOGI-METHODE.
Das große LOGI-Grillbuch.**
120 heiß geliebte Grillrezepte rund um Gemüse, Fisch und Fleisch. Ein Fest für LOGI-Freunde.
Heike Lemberger | Franca Mangiameli
978-3-942772-12-9   **19,99 €**

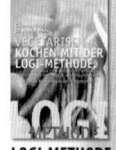

**LOGI-METHODE.
Vegetarisch kochen mit der LOGI-Methode.**
LOGI ohne Fisch und Fleisch? Na klar! 80 innovative und kreative LOGI-Veggie-Rezepte. Wenige Kohlenhydrate – glutenfrei!
Susanne Thiel | Dr. Nicolai Worm
978-3-927372-80-1   **19,95 €**

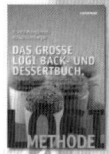

**LOGI-METHODE.
Das große LOGI-Back- und Dessertbuch.**
Über 100 raffinierte Dessertrezepte, die Sie niemals für möglich gehalten hätten. So macht Leben nach LOGI noch mehr Spaß!
Mit ausführlichem Stevia-Extrakapitel.
Franca Mangiameli | Heike Lemberger
978-3-927372-66-5   **19,95 €**

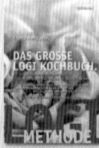

**LOGI-METHODE.
Das große LOGI-Kochbuch.**
120 raffinierte Rezepte zur Ernährungsrevolution von Dr. Nicolai Worm. Mit exklusiven LOGI-Kompositionen der Spitzenköche Alfons Schuhbeck, Vincent Klink, Ralf Zacherl, Christian Henze und Andreas Gerlach.
Franca Mangiameli
978-3-927372-29-0   **19,95 €**

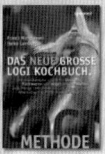

**LOGI-METHODE.
Das neue große LOGI-Kochbuch.**
120 neue Rezepte – auch für Desserts, Backwaren und vegetarische Küche. Jede Menge LOGI-Tricks und die klügsten Alternativen zu Pizza, Pommes und Pasta.
Franca Mangiameli | Heike Lemberger
978-3-927372-44-3   **19,95 €**

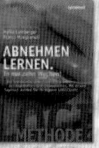

**LOGI-METHODE.
Abnehmen lernen.
In nur zehn Wochen!**
Das intelligente LOGI-Power-Programm zur dauerhaften Gewichtsreduktion. Mit diesem Tagebuch werden Sie Ihr eigener LOGI-Coach!
Heike Lemberger | Franca Mangiameli
978-3-927372-46-7   **18,95 €**

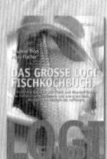

ERSCHEINT FRÜHJAHR 2013
VORBESTELLBAR AB SOFORT!

**LOGI-METHODE.
Das große LOGI-Fischkochbuch.**
Köstliche Gerichte mit Fisch und Meeresfrüchten aus heimischen Gewässern und aus aller Welt.
Susanne Thiel | Anna Fischer
978-3-942772-07-5   **19,99 €**

**LOGI-METHODE.
Fett Guide.**
Wie viel Fett ist gesund? Welches Fett wofür? Tabellen mit über 500 Lebensmitteln, bewertet nach ihrem Fettgehalt und ihrer Fettqualität.
Heike Lemberger
Ulrike Gonder | Dr. Nicolai Worm
978-3-942772-09-9   **9,99 €**

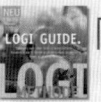 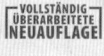

**LOGI-METHODE.
LOGI-Guide.**
Tabellen mit über 500 Lebensmitteln, bewertet nach ihrem glykämischen Index und ihrer glykämischen Last.
Franca Mangiameli
Dr. Nicolai Worm | Andra Knauer
978-3-942772-02-0   **6,99 €**

**LOGI-METHODE.
Der LOGI-Tageskalender 2013.**
Rezepte und Tricks für jeden Tag.
978-3-942772-18-1   **15,99 €**

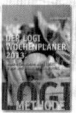

**LOGI-METHODE.
Der LOGI-Wochenplaner 2013.**
Woche für Woche alles LOGI!
Tipps und Tricks und Übersicht.
978-3-942772-19-8   **9,99 €**

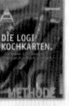

**LOGI-METHODE.
Die LOGI-Kochkarten.**
Die besten LOGI-Rezepte. Einfallsreich, einfach, preiswert.
978-3-927372-45-0   **17,95 €**

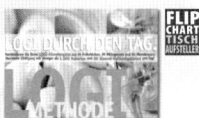
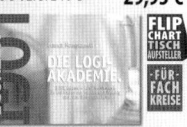
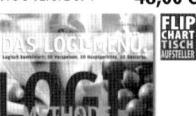
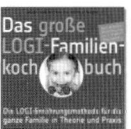
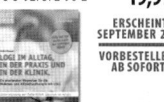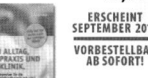
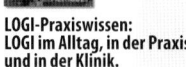
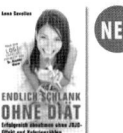
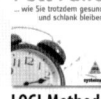
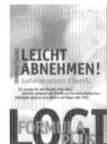
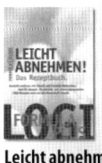
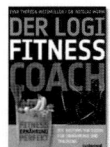
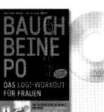
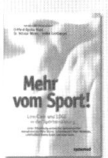
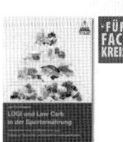
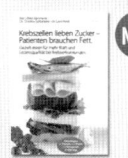
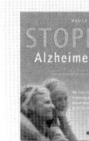
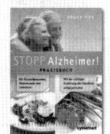
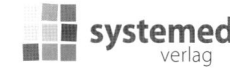

Yoga

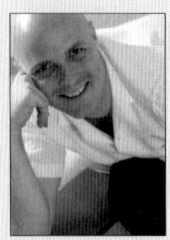

Trendthema Yoga im systemed Verlag: auch mit wenig Zeit zum perfekten Übungsergebnis. Mit Brahmadev Marcel Anders-Hoepgen.

Brahmadev Marcel Anders-Hoepgen praktiziert Yoga und Meditationstechniken schon seit früher Kindheit. Nach dem Studium der Musik konzertierte er viele Jahre als klassischer Gitarrist. Yoga und Meditation halfen ihm sehr bei dem Umgang mit Stress und Lampenfieber. Sein Verlangen, diese Lehre in ihrer Tiefe zu ergründen wurde so groß, dass er seinen Beruf als Musiker aufgab und der Einladung seines Gurus Shri Yogi Hari folgte, bei ihm zu leben und zu lernen.

Seitdem widmet er sein ganzes Leben dem Yoga. 2004 verlieh ihm Shri Yogi Hari den Titel »Sampoorna Yoga Meister«.

Brahmadev Marcel Anders-Hoepgen aus der Schule Shri Yogi Haris ist eine der einflussreichsten Persönlichkeiten im Sampoorna Hatha Yoga. Im systemed Verlag erscheint ein breites Spektrum seiner Lehrmaterialien in Buchform, auf DVD und auf CD.

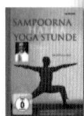

Das Hatha Yoga Lehrbuch.
Sampoorna Hatha Yoga, Perfektion in Bewegung. Die 150 schönsten Übungen.
Marcel Anders-Hoepgen
978-3-927372-53-5   **29,95 €**

- **Sampoorna Hatha Yoga Stunde** (DVD)
  978-3-927372-64-1   **17,95 €**
- **Sampoorna Hatha Yoga Stunde** (CD)
  978-3-927372-65-8   **14,95 €**

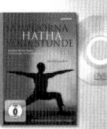

- **Sampoorna Hatha Yoga Stunde Stufe 2** (DVD)
  978-3-942772-04-4   **17,95 €**

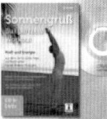

- **Sonnengruß, Teil 1** (DVD + CD)
  Das perfekte Workout
  978-3-927372-77-1   **16,95 €**

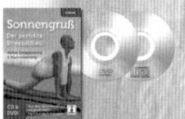

- **Sonnengruß, Teil 2** (DVD + CD)
  Der perfekte Stressabbau
  978-3-927372-97-9   **16,95 €**

- **Augenentspannung** (CD)
  978-3-927372-71-9   **8,95 €**
- **Gleichgewicht** (CD)
  978-3-927372-72-6   **8,95 €**
- **Nackenentspannung** (CD)
  978-3-927372-70-2   **8,95 €**
- **Oberen Rücken stärken** (CD)
  978-3-927372-73-3   **8,95 €**
- **Unteren Rücken stärken** (CD)
  978-3-927372-74-0   **8,95 €**
- **Bauchmuskulatur stärken** (CD)
  978-3-927372-75-7   **8,95 €**

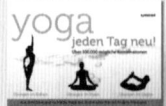

Yoga: Jeden Tag neu!
Über 100.000 mögliche Kombinationen für Übungseinheiten à 5 bis 10 Minuten.
Marcel Anders-Hoepgen
978-3-927372-69-6   **28,00 €**

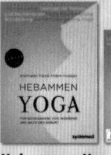

Hebammen Yoga
Übungen zur Geburtsvorbereitung und Rückbildung. *Inkl. Mantra-Audio-CD.*
Marcel Anders-Hoepgen
978-3-927372-99-3   **19,99 €**

- **Hebammen Yoga** (Doppel-DVD)
  Übungen zur Geburtsvorbereitung und Rückbildung.
  978-3-942772-03-7   **16,95 €**

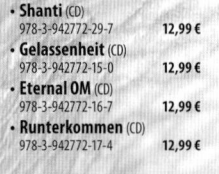

Nada-Yoga-Musik-Reihe
- **Shanti** (CD)
  978-3-942772-29-7   **12,99 €**
- **Gelassenheit** (CD)
  978-3-942772-15-0   **12,99 €**
- **Eternal OM** (CD)
  978-3-942772-16-7   **12,99 €**
- **Runterkommen** (CD)
  978-3-942772-17-4   **12,99 €**

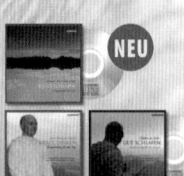

- **Besser schlafen.** (CD)
  Entspannung für die Nacht.
  978-3-942772-25-9   **12,99 €**
- **Gut schlafen.** (CD)
  Entspannung für die Nacht.
  978-3-927372-62-7   **9,95 €**
- **Kraft tanken.** (CD)
  Entspannung für den Tag.
  978-3-927372-61-0   **9,95 €**

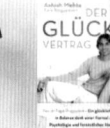

Der Glücksvertrag
Das 21-Tage-Programm. Ein glückliches Leben in Balance dank einer Formel aus Psychologie und fernöstlicher Heilkunst. *Inklusive DVD.*
Gela Brüggemann | Ashish Mehta
978-3-942772-14-3   **19,99 €**

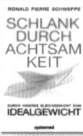

Schlank durch Achtsamkeit.
Durch inneres Gleichgewicht zum Idealgewicht
Ronald Pierre Schweppe
978-3-942772-00-6   **14,95 €**

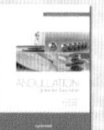

Andullation Quelle der Gesundheit
Einfache Wege gesund zu werden und zu bleiben
Birgit Frohn | Prof. Dr. Roland Stutz
978-3-942772-20-4   **18,99 €**

Mehr Infos zum Programm, zu den Autoren und zu weiteren Neuerscheinungen finden Sie im Internet auf www.systemed.de.

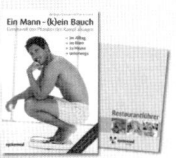

Ein Mann – (k)ein Bauch
Genussvoll den Pfunden den Kampf
ansagen: im Alltag, im Büro, zu Hause
und unterwegs. Mit Restaurantführer
zum Herausnehmen.

Barbara Gassert | Petra Linné

978-3-927372-82-5 **15,95 €**

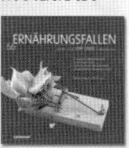

66 Ernährungsfallen
**... und wie sie mit Low-Carb
zu vermeiden sind.**
- in typischen Alltagssituationen
- für Büro und Freizeit
- mit Einkaufsführer im Supermarkt
- mit ausführlichem Restaurant-Guide

Barbara Gassert | Petra Linné

978-3-927372-55-9 **15,95 €**

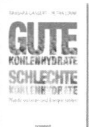

Gute Kohlenhyrate –
schlechte Kohlenhydrate
Pfunde verlieren und Energie tanken

Barbara Gassert | Petra Linné

978-3-927372-81-8 **12,95 €**

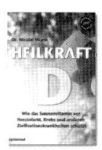

Heilkraft D.
Wie das Sonnenvitamin vor Herzinfarkt, Krebs und anderen Zivilisations-
krankheiten schützt.

Dr. Nicolai Worm

978-3-927372-47-4 **15,95 €**

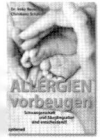

Allergien vorbeugen.
Schwangerschaft und Säuglingsalter
sind entscheidend!

Dr. Imke Reese | Christiane Schäfer

978-3-927372-50-4 **14,95 €**

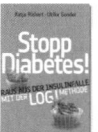

Stopp Diabetes!
Raus aus der Insulinfalle dank
der LOGI-Methode.

Katja Richert | Ulrike Gonder

978-3-927372-56-6 **16,95 €**

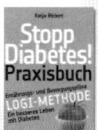

Stopp Diabetes!
Praxisbuch.
Ernährungs- und Bewegungspläne.
LOGI-Methode.
Ein besseres Leben mit Diabetes.

Katja Richert

978-3-942772-08-2 **16,99 €**

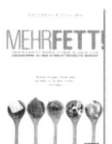

Mehr Fett!
Warum wir mehr Fett brauchen, um
gesund und schlank zu sein.

Ulrike Gonder | Dr. Nicolai Worm

978-3-927372-54-2 **19,95 €**

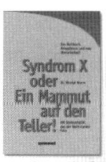

Syndrom X oder
Ein Mammut auf den Teller!
Mit Steinzeitdiät aus der Wohlstandsfalle.

Dr. Nicolai Worm

978-3-927372-23-8 **19,90 €**

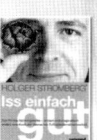

**ERSCHEINT
NOVEMBER 2012**
**VORBESTELLBAR
AB SOFORT!**

Iss einfach gut.
Das Prinzip Nahrungskette – sich mit
guten Lebensmitteln ausgewogen und
gesund ernähren.

Holger Stromberg

978-3-942772-28-0 **19,99 €**

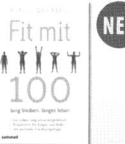

Fit mit 100
Jung bleiben, länger leben
- Ein Leben lang schlank & glücklich
- Programme für Körper und Seele
- 100 wertvolle Ernährungstipps

Klaus Oberbeil

978-3-927372-93-1 **14,99 €**

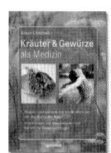

Kräuter & Gewürze als Medizin
- Gesund und schlank mit Vitalkräften aus
  der Apotheke der Natur.

Klaus Oberbeil

978-3-927372-92-4 **19,95 €**

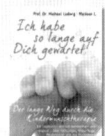

Ich habe so lange
auf Dich gewartet!
Der lange Weg durch die Kinderwunsch-
therapie. Ein Tagebuch – ärztlich
kommentiert und ergänzt – über
Hoffnungen, Misserfolge, Wegbegleiter
und das Wunschkind.

Prof. Dr. Michael Ludwig | Maileen L.

978-3-942772-11-2 **15,99 €**

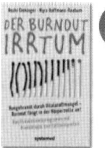

Der Burnout-Irrtum
Ausgebrannt durch Vitalstoffmangel –
Burnout fängt in der Körperzelle an!
Das Präventionsprogramm mit
Praxistipps und Fallbeispielen.

Uschi Eichinger | Kyra Hoffmann-Nachum

978-3-942772-06-8 **19,99 €**

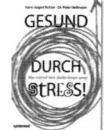

Gesund durch Stress!
Wer reizvoll lebt, bleibt länger jung!

Hans-Jürgen Richter | Dr. Peter Heilmeyer

978-3-927372-42-9 **15,95 €**

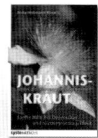

Johanniskraut.
Wenn die Nerven verrückt
spielen.
Sanfte Hilfe bei Depression und
Niedergeschlagenheit.

Anita Heßmann-Kosaris

978-3-927372-38-2 **10,95 €**

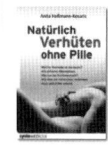

Natürlich verhüten ohne Pille.
Welche Methode ist die beste?
Alle sicheren Alternativen. Was tun bei
Kinderwunsch? Wie man die natürlichen
Techniken rasch und sicher erlernt.

Anita Heßmann-Kosaris

978-3-927372-63-4 **14,95 €**

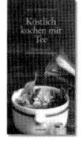

Köstlich kochen mit Tee.
Einfache und inspirierende Rezepte.

Tanja und Harry Bischof

978-3-927372-67-2 **18,95 €**

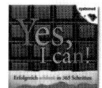

Yes, I can!
Erfolgreich schlank in 365 Schritten.

Dr. Ilona Bürgel

978-3-927372-51-1 **15,00 €**

systemed Verlag
Kastanienstraße 10
D-44534 Lünen
Telefon: 02306 63934
Fax: 02306 61460
faltin@systemed.de

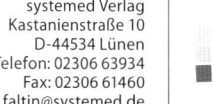 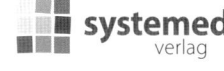

systemed
verlag

Originalausgabe: © 2011 Dr. Bruce Fife, urspünglich erschienen bei Piccadilly Books, Colorado Springs, Colorado USA. Überarbeitete Ausgabe: © 2011 Dr. Bruce Fife, urspünglich erschienen bei Piccadilly Books Ltd., Colorado Springs, Colorado USA.

Redaktion: systemed Verlag, Lünen
systemed GmbH, Kastanienstr. 10, 44534 Lünen

Redaktionsleitung: Petra Westermann
Projektleitung und Lektorat: Ulrike Gonder

Fotografie: Studio L'Eveque, München

Umschlaggestaltung: Hauptmann & Kompanie Werbeagentur, Zürich
Satz: A flock of sheep, Lübeck
Druck: Offizin Andersen Nexö Leipzig, Zwenkau
ISBN: 978-3-942772-27-3

1. Auflage

Es sind alle Anstrengungen unternommen worden, um sicherzustellen, dass die in diesem Buch enthaltenen Informationen vollständig und korrekt sind. Wir möchten jedoch ausdrücklich darauf hinweisen, dass es weder dem Verlag noch dem Autor darum geht, dem einzelnen Leser oder der einzelnen Leserin ärztliche Ratschläge zu erteilen oder für sie ärztliche Dienstleistungen zu erbringen. Die in diesem Buch enthaltenen Ideen, Verfahren und Vorschläge sind nicht als Ersatz für eine ärztliche Beratung durch Ihren Hausarzt gedacht. Alle Dinge, die Ihre Gesundheit betreffen, bedürfen der medizinischen Beobachtung. Weder der Autor noch der Verlag haftet oder ist für einen Verlust oder einen Schaden verantwortlich, der vermeintlich durch eine Information oder einen Vorschlag in diesem Buch entstanden ist.

Einschübe in eckigen Klammern sind Ergänzungen, Auslassungen und Erläuterungen des systemed-Verlages/-Lektorats, um Fachbegriffe verständlicher zu machen und die Inhalte dieses Buches an die Gegebenheiten in Deutschland anzupassen.

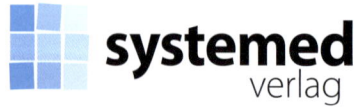